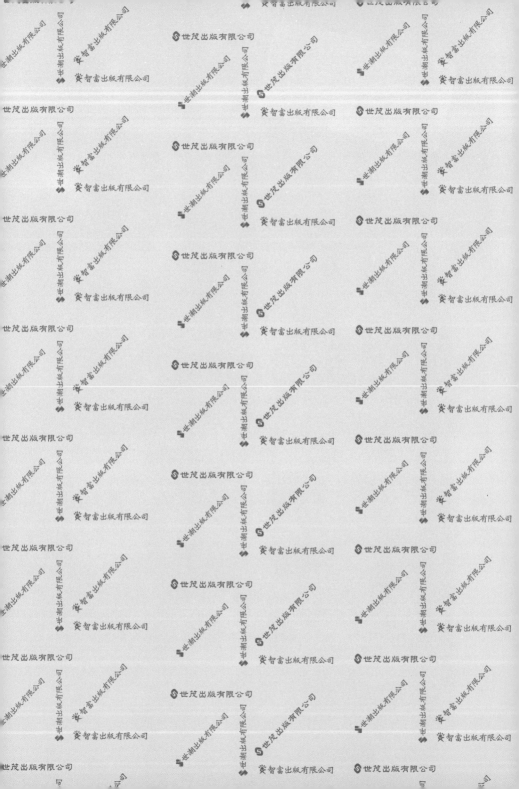

圖解乳癌

女生最想知道的乳癌發現、診療流程與預後生活

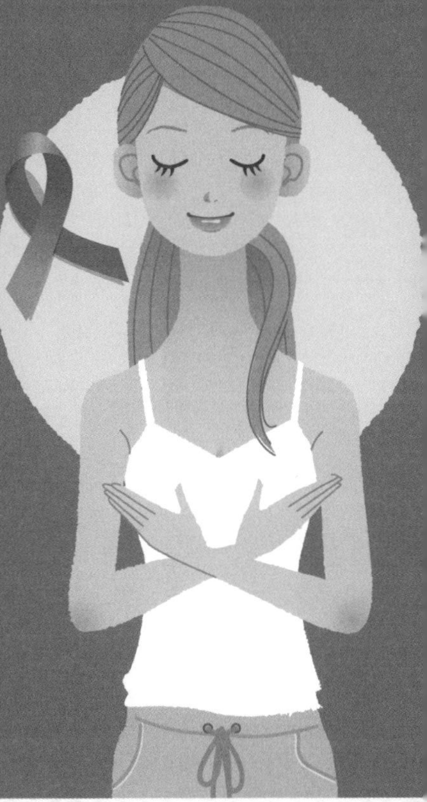

日本聖路加醫院乳房中心所長
中村清吾◎著

乳癌名醫、台大外科教授
張金堅◎審訂

孫玉芳◎譯

推薦序

財團法人乳癌防治基金會董事長
台大醫院外科主治醫師
張金堅

近年來，乳癌之防治，不論是在歐美，乃至鄰近之日本及台灣，都是非常受重視的醫療課題。雖然乳癌高發生率的歐美國家，已略趨緩，但在日本、台灣仍有攀升之趨勢。現今的乳癌診斷與治療趨向於多科團隊之整合，加上醫療科技之進步，其存活率也提高了，因此，民眾對於乳癌的認知要求也更加地迫切與普遍。

在這本書中，作者中村醫師針對日本乳癌的現況以及新近的乳癌診斷及治療方式，有非常詳盡地介紹與闡述。在各章節的內文裡，先做概括性的介紹，再輔以病患與醫師的問答（Q&A）方式，進行實例的解說；同時並將歐美最先進之「診療指引」介紹給讀者，且做學理的分析。更在「備忘小錄」中不厭其詳地做一些與日本稍有不同之處的補充說明。可以說這本書是「應有盡有，完整無缺」！

當然，世茂出版有限公司在編譯過程中，同時適時地將台灣目前乳癌的現況與乳癌醫療的相異處做追述與說明，確實使這本譯著增加其可看性。

當今醫療，癌症自不例外，首重以「病人」為中心，如何將最標準的診療流程與預後，向病人說明、解釋，如何與病人溝通、營造出最好的醫病關係，如何提升其存活率與生活品質，皆已成為二十一世紀之醫療主流。

本書也是基於這樣的理念，在各章節內容陳述中皆以病人的角度為主。特別是作者本身是這方面的專家，臨床經驗豐富，對於各式治療與追蹤，舉凡手術、化療、荷爾蒙治療及放射線治療均羅列其中，連最新的標靶治療亦多所著墨，並附以簡圖說明，均能掌握精髓，切入重點，貼近民眾之需求。

加上日本同處亞洲地區，國情民俗與台灣相似，所以對台灣讀者非常適合，是一本值得推薦的好書！

總之，在當今醫學科技精進，醫療之診斷與治療趨向個人化的同時，本書提供了實用且易懂之資訊，能夠讓罹患乳癌之病友、家屬、友人，對乳癌有正確的認識，並且能協助他們做最好的處理，進而對國人之健康有所幫助。

前言

聖路加國際醫院乳房中心所長
乳房外科部長　中村清吾

乳癌與最近成為關注焦點的新陳代謝症候群，都是現代女性持續增加的疾病之一。

在美國，有八分之一的女性在其一生中有可能罹患乳癌，但由於乳房攝影術篩檢的普及，再加上抗癌劑等的治療技術進步，從一九九〇年開始，乳癌的死亡率有轉為下降的傾向。

很可惜的，日本的乳癌罹患率及死亡率仍然持續呈現增加的狀態。為了停止這樣的現象，首先最重要的是藉由篩檢的普及以獲得早期的發現。

乳癌除了荷爾蒙療法及化學療法之外，還有其他各式各樣預防復發的治療方法，根據每個發病的種類及復發的機率，也有許多非常詳細的選擇方案。

當運氣不好被診斷為乳癌時，建議積極且正確了解疾病後與主治醫師詳細討論，選擇最適合自己的治療法。

就算是乳癌再次復發，也有Herceptin等新的治療藥物不斷地會被開發出來，在維持生活品質的同時也可以有效地控制病情的發展。而且，透過各種組合與使用順序，不只是在療效方面，同時也會考量副作用的對策及生活品質等來進行各式各樣的研究。

如何將像這樣日新月異的醫療技術，快速提供簡單易懂的資訊，也是我們從事醫療者的重要課題。

透過本書，希望讀者能對乳癌這樣的疾病有正確的理解與認識，所謂「知己知彼，百戰百勝」，若能協助讀者保護自己，戰勝「乳癌」之敵的話，這將是我們的榮幸。

目錄

目錄

目錄

【協力】

P138~140 松井瑞子
（聖路加國際醫院整形外科副醫長）

P141~142 岩平佳子
（BREAST SURGERY CLINIC 院長）

P177 金井久子
（聖路加國際醫院乳房中心・副護理長）

插畫／掘込和佳

構成・圖表設計／（股）LOYAL 企劃

乳癌持續增加中！

女性最容易罹患的癌症——乳癌

每年大約有1萬名的女性死於乳癌

日本人的平均壽命分別為男性78.64歲，女性85.59歲，以位居世界第一感到自豪。日本人雖然是世界第一長壽的人民，但其中仍然有許多人死於疾病。而其中又以「癌症」居多。二〇〇四年全年約有32萬人死於癌症，和前年相比，癌症死亡人數增加了1萬人以上。雖然女性的癌症死亡人數比男性的癌症死亡人數少，但仍然約有12萬7千名女性死於癌症。

因乳癌而死亡的女性，二〇〇三年也有將近1萬人。（註1）

每年約有4萬名女性罹患乳癌

雖說每年將近有1萬人死亡，但是從女性癌症死亡人數及死亡率來看，乳癌並非佔最多數。乳癌的死亡人數僅次於大腸癌、胃癌、肺癌及肝

備忘小錄

死亡原因（死因）……日本從戰前至戰後不久，奪走許多生命的肺炎及肺結核，這些疾病已隨著抗生素的開發而減少。取而代之的是，從一九五〇年代開始，腦中風等的腦血管疾病、心肌梗塞等心血管疾病及癌症劇增，在現在被稱為日本人的三大死因。從一九五三年到一九八〇年，腦血管疾病一直位

女性的主要惡性新生物造成的死亡率（年齡調整）及年度推移（每10萬人口）

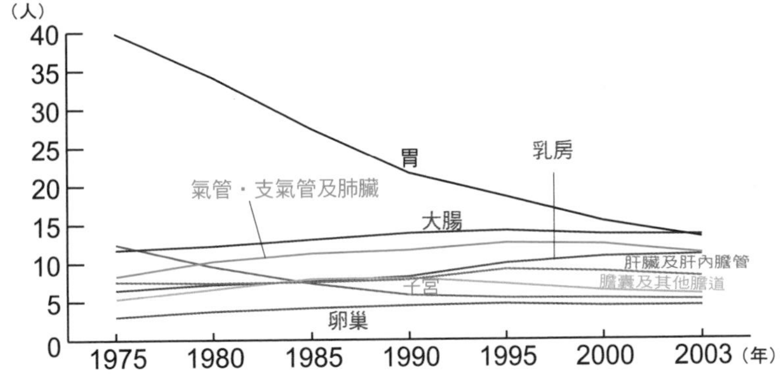

（厚生勞働省「人口動態統計」）
年齡調整死亡率的基準人口為「1985年人口模式」。
大腸是指結腸、直腸S狀結腸移行部及直腸。但是到1967年為止還包含直腸肛門部。

癌，佔居第五。（註2）

然而，從癌症罹患率（年齡調整罹患率）來看，乳癌的罹患率更高。依年齡調整罹患率顯示，胃癌曾經遠超過其他癌症，隨著差距漸漸縮短，終於在一九九三年時，胃癌與乳癌的罹患率並列第一，之後，乳癌的罹患率便一直高出胃癌。現今，乳癌成為女性最容易罹患的癌症，每年約有4萬名女性罹患乳癌。

乳癌死亡人數，在一九九〇年為5848人、一九九五年為7763人、二〇〇〇年為9171人，而且逐年增加，至今竟已高達近萬人。從死亡率（年齡調整）來看，在一九七五年為6.5，二〇〇三年則增加到10.9（參照上圖）。

居首位，然而，從一九八一年起位居第二的癌症竟躍升為死亡原因的第一位，且一直持續到現在。

年齡調整罹患率……用總人口數除罹患疾病人數所得的數字稱之為罹患率，一般來說，會將前述所得數據乘以10萬，即以「每10萬人口」來表示。然而，老化現象所導致的癌症，會隨著年齡層的增加，罹患率也會跟著提高。因此，在比較不同年齡層的罹患率時，最重要的是要看年齡層罹患率（一般是以5歲做為一個區分，分類為18群組）。然而，要將這18群組做分析比較是一件相當不容易的事，因此通常會以年齡調整罹患率為基礎。若是同一年齡層的話，即可使用由每10萬人口罹患率推測出的年齡調整罹患率。

為什麼乳癌患者會持續增加？

美國人的乳癌罹患率是日本人的3～4倍

日本女性乳癌發生率逐漸增加的結果，目前是每25～30人中就有1人罹患乳癌。相對地，美國女性則是每8人之中就有1人罹患乳癌。也就是說，美國女性發生乳癌的機率竟是日本女性的3～4倍。

不只是美國，歐美的女性都比日本人更容易罹患乳癌，而且死亡率也高出許多。第11頁圖表為世界各國的乳癌死亡率的比較。由這裡可以看出，歐美各國的乳癌死亡率是日本的1.5～3倍。相較之下，泰國不到日本的十分之一。雖然這些並非在同一年所調查出來的結果資料，不能就這樣拿來做比較，但是從各項資料來看，東方國家的乳癌死亡率與罹患率的確較低。儘管如此，如同前面所述，日本乳癌的罹患率跟死亡率都在持續增加之中，才是問題焦點所在。

日常生活的歐美化是導致乳癌增加的原因？

從乳癌在東方國家的發生率較歐美國家少的這一觀點來看，日本女性的乳癌增加原因，可能是與歐美化的

備忘小錄

死亡率……一定時期內的死亡人口數除人口1000人的比例（每1000人）所顯示的數字。一般以一年間的死亡數用這一年的推定年中人口（日本進行國勢調查的是10月1日的人口）除之，乘上1000的數值，稱之為「粗死亡率」。另外，像年齡死亡率或乳癌死亡率等，分年齡別、死因別死亡率，稱「特殊死亡率」。死亡率的多或少，依人口數、年齡層、男女的比例等

生活方式有關。例如，隨著高學歷女性的增加，女性進入職場的人數也隨之增加。此外，結婚、生育年齡的逐漸延後，沒有生育經驗的女性也增加

乳癌死亡率的國際比較（每 10 萬人口）

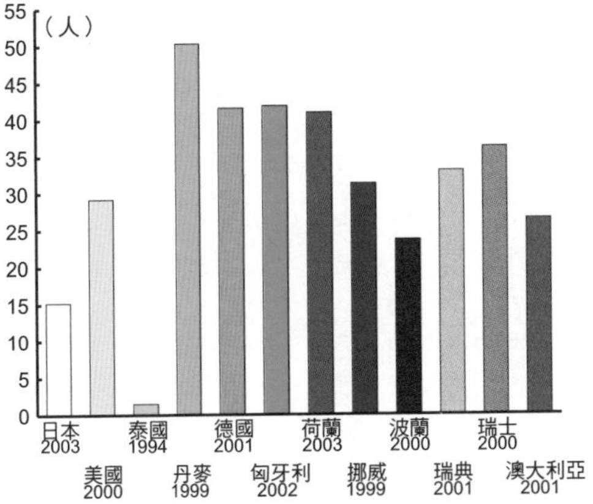

（WHO「World Health Statistics Annual 2000～」、厚生勞働省「人口動態統計」）

了許多。後面我們還會有更加詳細的說明。（參照第26頁）高學歷、生育年齡高、沒有生育經驗等的女性，乳癌罹患率比其他人顯得高。

此外，歐美化的飲食生活增加了動物性脂肪的攝取量，而動物性脂肪也被懷疑與乳癌有關。因為乳癌是受女性荷爾蒙影響的疾病，而脂肪又與女性荷爾蒙的生成有關。有關乳癌與脂肪的關係所做的研究報告中，出現了有關聯性與無關連性兩種極端的研究結果，因此目前的情況仍尚未明朗。然而，攝取過量的動物性脂肪會促進動脈硬化，容易罹患心肌梗塞及腦梗塞等生活習慣疾病，因此這裡在還是要建議動物性脂肪的攝取適量為佳。

而有差異。地區或年代的不同而單要以死亡者數目來比較，是比較困難的一件事。因此死亡率使用在比較基準上較多，依死亡率算出的基準數值的正確和所調查年而有差異，無法做單純的比較結論。

動物性脂肪的攝取量……日本人的能量攝取量中的脂肪攝取量的比例，一九六〇年10.6%，之後年年增加，二〇〇〇年達26.5%。二〇〇二年雖有減少，然而仍高達25%。全脂肪攝取量的動物脂肪量攝取，一九六〇年達34.6%，之後一路上升，二〇〇〇年達50.2%、二〇〇二年達50.0%。

乳癌今後還會持續增加

英國與美國的乳癌死亡率下降

13頁圖是將英國、美國及日本的死亡率所做的比較。與英國、美國相較，日本的乳癌死亡率的確非常低。然而，高水準的英國與美國的死亡率在一九九〇年開始下降，相反地，日本卻有持續上升的趨勢。

美國與英國的乳癌死亡率之所以開始下降，全是因為兩國為了抑制乳癌發生所做的努力成果。例如，藉由乳房攝影術（Mammography）進行乳癌篩檢的普及化，結果幫助了許多患者能夠早期發現乳癌。

日本縣市地方政府的乳癌篩檢也開始引進了乳房攝影術，但還並不是十分普遍。實際上就整體來說，乳癌篩檢的受檢率還是很低，這也造成了許多錯失早期發現乳癌的良機。

此外，歐美的黃金標準（Gold Standard）因為相當普及，在許多醫院都可以接受一定的治療。日本也製作了所謂的「乳癌診療指引」，將黃金標準的重要性逐漸推廣，但全國的相關醫療院所要廣為施行，可能還必須花費不少時間。

備忘小錄

黃金標準……是指以當時的科學根據為基礎的最有效治療方法。為了接受能夠認同的治療，必須先了解什麼樣的治療方法是黃金標準。需要提醒的是，黃金標準不是就等於完美無缺的治療法，而是當下最佳治療方法的意思。隨著治療技術的進步而產生出新的方法，並在科學上獲得具有療效証明的話，就叫做黃金標準。

乳癌的罹患率今後仍然會持續升高嗎？

根據大野裕子、中村隆的「日本未來癌症罹患推算」中的推測，在二〇二〇年時，1年之中男女合計將有84萬人會罹患癌症。若只就女性的部分來看，患者的總數為33萬7396人，其中又以乳癌佔多數，患者數高達5萬2221人。推測不久將來乳癌將會一直是女性最容易罹患的癌症。其次依序為結腸癌、胃癌、肺癌，而推測排列第五的子宮癌患者數將高達2萬2918人。（每15位台灣女性，終其一生會有一人得到乳癌）

今後除非有巨大的經濟變動，若要從歐美化的生活方式回到過去的傳統生活方式，可能性應該不大。如果乳癌的增加與歐美化的生活方式有關，那麼就無法期待乳癌的罹患率會降低。因此，早期發現早期治療就更顯重要了。

日英美的乳癌死亡率推移

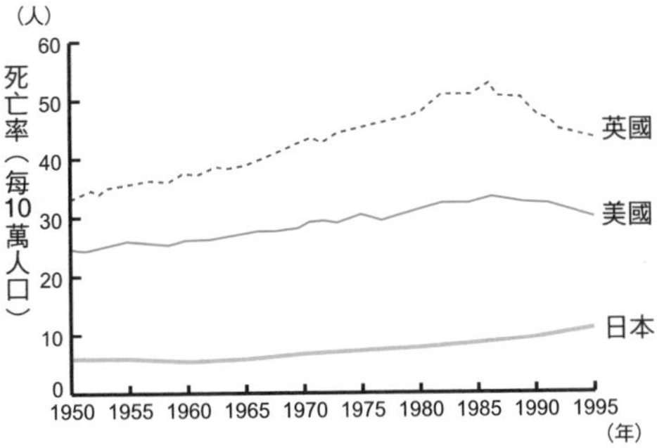

日本：人口動態統計 1999 年版
美國：SEER program 1996
英國：EUCAN 1996

乳癌診療指引……診療指引是指為了讓患者不論在那個區域或醫療院所，都能接受到一定水準的醫療，將每個疾病個別整理製作診療指引。最近，有許多疾病的診療指引都被發表出來並出版解說書。

日本的乳癌診療指引的解說書有《藥物療法》、《外科療法》、《放射線療法》、《檢查．診斷》、《免疫學．預防》、《乳房保留療法》等六冊。此外，也有出版以一般人為對象的《給患者的乳房保留療法指引》、《乳癌診療指引的解說》等書籍（皆為金原出版）。（註3）

首先最令人擔心的事 Q&A

Q 長期的海外生活乳癌罹患率會提高嗎？

因為家父工作的關係，從幼年時期開始到國中階段為止，一直長期居住在歐美國家。聽說歐美化的生活方式會提高日本女性罹患乳癌的機率，那麼長期在歐美國家生活是不是罹患乳癌的風險會提高？

A 重新檢視飲食生活，但不必過於神經質。

根據一項居住在夏威夷或洛杉磯的日裔人士與日本人的乳癌罹患率比較的免疫學調查指出，發現居住在夏威夷或洛杉磯的日裔女性罹患乳癌的機率與歐美女性的乳癌罹患率相近。目前還不能具體確定影響原因何在，但就飲食生活這一點的確值得思考。特別是從脂肪的過分攝取與肥胖有關的觀點來看，專家認為可能也會影響乳癌的罹患率。雖然如此，但在飲食方面過於神經質也並不是一件好事。平時只需注意會不會吃太多，脂肪有沒有攝取過量等等，檢視自己的飲食生活，如果有的話，只需加以改善即可。

Q 罹患乳癌一定會告知當事人嗎？

聽說最近直接告知患者罹患癌症的例子增加許多。但是光想就覺得害怕的我，想像自己在得知罹患乳癌的當下，一定會震驚不已，我真的不想知道……。

A 為了要接受良好治療，要對自己的病情有正確的理解。

一旦被診斷為乳癌時，大多數的患者都會感到震驚，腦筋頓時一片空白無法思考。雖然這是可以理解的，但是，為了能得到妥善的治療，理解自己所罹患的疾病，了解有哪些治療方法是相當重要的。所以現在一般都會將病情告知癌症患者。為了不造成患者的過度恐慌與無助，醫護人員會給予適當的協助，有些醫療機構也有設立由社工人員提供協助的諮商服務處。此外，還有接受患者諮詢的病友協會。千萬不要自己一個人承擔痛苦，應請家人及周遭的親友一同協助渡過難關。

Q 交由醫師全權處理不好嗎？

我們常聽到「要接受能認同的治療」，但能認同的治療，具體來說是什麼意思呢？儘管有醫師的解釋，但對於非醫療專業的

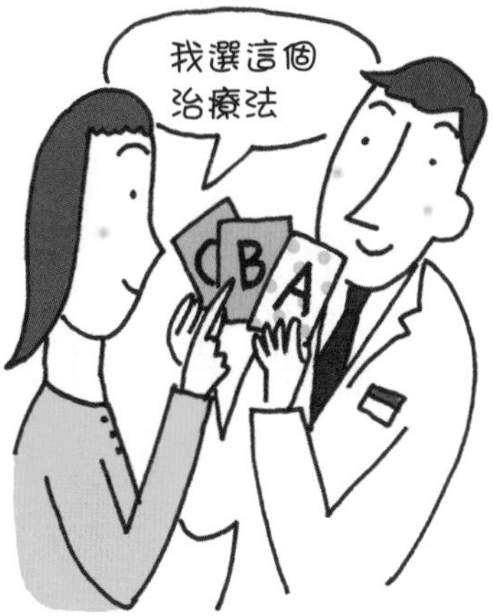

我而言是難以理解的，總覺得還是交由醫師全權處理好像會比較好。

A 選擇符合自己價值觀的治療方式。

最近，拜醫學日新月異之賜，有許多的治療方式可供選擇。因此，若沒有專業醫師將每種治療法的療效以及副作用等的優缺點加以說明的話，應該會難以衡量什麼樣的治療對自己比較好。比方說，再苦也願意接受效果較佳的治療，或是與其痛苦的話，寧可選擇療效稍差但卻能維持QOL（生活品質）的治療方式等，每個人會有各自不同的選擇。若能選擇符合自己價值觀的治療方式，將會湧現出想要克服疾病的力量，並能因此得到滿足感。有很多醫師隨時都會留意使用患者也能聽懂的用語來進行說明；但如果有難以理解的部分，務必馬上提出疑問，並請醫師用易懂的方式說明。

Q 乳癌不能在婦科接受治療嗎？

聽說乳癌的治療是屬於外科。乳癌既然是女性特有的疾病，為什麼不能在婦科接受治療呢？

A 因為乳癌的治療史中，一直是以外科手術為主流。

乳癌的治療史中，一直是以外科手術為主流。因此，外科醫

師中有很多乳癌的專科醫師。然而，最近婦科也出現了乳癌專科的醫師。在現在，荷爾蒙療法、化學療法、放射線療法等都非常發達，也有很多是將各種療法做適當組合的治療方式。今後的發展是會由專精於各個領域的專科醫師組成的醫療團隊來進行治療。

Q 選擇的醫院要點是什麼？

乳癌是攸關生命的疾病，當然希望能到好一點的醫院接受治療。在選擇醫院時，有哪些是應該留意的地方嗎？

A **以有乳腺專科醫師的醫療院所為選擇參考。**

日本乳癌學會中有「乳腺專科醫師」的認証制度（台灣乳房醫學會有乳房專科醫師認証），會將乳腺專科醫師的姓名及服務的醫療院所都公開於網頁上。可以上網查詢「乳腺專科醫師」、「日本乳癌協會」（台灣可用「乳房專科醫師」、「台灣乳房醫學會」查詢）以做為參考。若是有經過認證的乳腺專科醫師的話便可以接受黃金標準。較為可惜的是，乳腺專科醫師大都集中在都會區，甚至有些地區只有一到兩位的醫師。但是，最近的乳癌入院治療期比過去天數減少許多，所以跑一趟遠路到有認證專科醫師的醫院受診也是一個選擇方式。醫師的門診也有可能變更，因此赴診前請事先以電話確認。此外，也有醫療院所設有乳腺門診及乳腺外科門診等的診療科（相當於台灣的「乳房門診」、「乳房外科門診」），這些也可做為參考。

Q 不知所措時，該找誰商量？

被告知罹患乳癌，對於今後的檢查與治療完全不知所措，隱隱感到不安，而且缺乏專業用語上的常識，不知道該如何向醫師請教。

A **尋求病友協會的協助或是閱讀相關書籍也是一個解決方法。**

一般的病友協會有提供免費專線電話諮詢及個別諮詢，同時也有付費的諮詢機構。另外，藉由查詢網路或閱讀易懂的乳癌相關書籍也是個好方法。（註4）

第 1 章
協助早期發現的篩檢與診斷

乳癌若能早期發現，幾乎都能治癒。然而，至今仍有許多人因發現過晚，而延誤診治。相較於歐美各國因篩檢普及，早期發現的病例增加，日本接受篩檢的受診率仍然維持不變，還是處於低受診率的狀態。

錯過早期發現只會增加治療的困難度，有的雖然可以挽住生命卻必須失去乳房，相當可惜。為了守護住妳的寶貴生命與乳房，讓我們先來了解乳癌是什麼樣的癌症，以及早期發現相關的篩檢與診斷的方法。

何謂乳癌

何謂癌症

癌症是指細胞無止境增殖的疾病

我們的身體是由數十兆個細胞所構成，這些細胞會不斷地反覆增殖，老舊之後再由新細胞取而代之。細胞的增殖速度與增殖方法以及細胞的壽命，都受控於各個組織的進程。然而，有時不遵從已定的細胞增殖進程，就會出現失控現象。而且，如果置之不顧，細胞的宿主，就是細胞的主人我們，最終將因細胞的失控而導致死亡。這類的變質細胞就是「癌細胞」，而癌細胞的聚集就是所謂的「癌症」。

癌細胞會藉由侵犯以及轉移擴散

受控於生長增殖機制的正常細胞，不會從原來所屬的組織移動。然而癌細胞卻會從原來的組織侵入到周遭的組織，並且持續增殖。這就是所

備忘小錄

轉移……癌症的轉移有循著血液運行而轉移的血行性轉移，循著淋巴液的運行而轉移的淋巴腺轉移，癌細胞如同被散播般到處撒的播種性轉移三種。

胃癌及大腸癌等消化器官的癌症，癌細胞容易循著連結消化器官與肝臟的門靜脈轉移傳播至肝臟。腎臟癌及

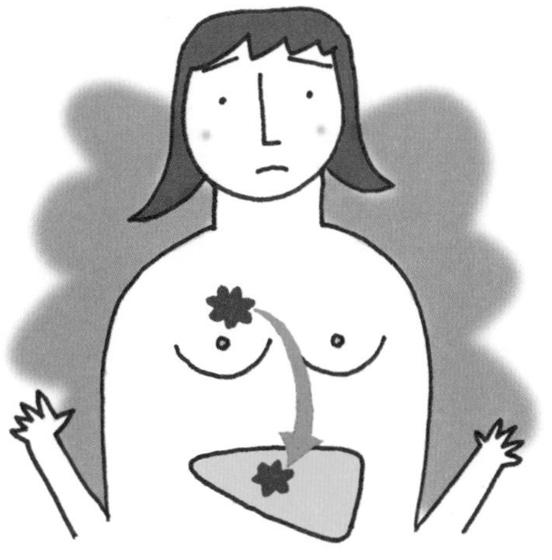

謂的「侵犯」。如果對侵犯置之不理，癌細胞就會不斷地擴散開來。

不僅如此，癌細胞甚至還會隨著血液或淋巴系統流至其他的組織，並且在那裡繼續進行增殖。這就是所謂的「（遠端）轉移」。「侵犯」和「轉移」，這兩種性質就是癌細胞的重要特徵。

因為癌細胞單獨一個即可生存，所以也有一個癌細胞因侵犯或轉移而增殖，進而擴散至全身的可能。當然如果癌細胞越少治療的效果就越好，所以在癌細胞還在數量少的時候進行適切的治療，便能降低擴散至全身的可能性。但是，就理論而言，只要有一個癌細胞增殖，就有可能危害到生命。

癌症是發生在自己細胞的疾病，因此身體上的任何部位都有可能發生。癌症的種類若做細分則可分為數百種。而侵犯與轉移的方式、速度等等，依癌症的種類有相當大的差異。

前列腺癌的癌細胞則易循下腔大靜脈轉移至肺臟。

至於淋巴腺轉移，幾乎所有的癌症最初都是轉移至所屬的淋巴結的周圍淋巴結，繼而循著淋巴液的運行轉移至全身。以乳癌為例，因為大多會先轉移至腋下淋巴結，因此是否轉移至腋下，以及轉移的多寡都會影響預後（註5）。

播種性轉移是消化器官的癌症容易發生在腹腔，肺癌則容易發生在胸腔。因為癌細胞呈零散狀，容易造成範圍廣泛的小型轉移，因此較難以進行手術切除。

乳癌是發生在乳腺細胞的癌症

大多數的乳癌發生在乳管的上皮細胞

為了了解乳癌是什麼樣性質的癌症，首先我們先來認識乳房的構造（第21頁上圖）。

乳房是由皮膚、乳腺及脂肪所構成。乳腺約有15~20條，以乳頭為中心呈輻射狀延伸。每一條乳腺在乳房中呈枝狀展開，枝部的前端有許多如同葡萄串的小葉。小葉是乳腺細胞集合而成的腺胞聚集，而乳汁就在此製造。所製造的乳汁從小葉流入細小的乳管，然後再集中到較大的乳管，最後輸送至乳頭。

雖說發生在乳腺上的癌症稱為乳癌，但大部分是發生在小葉出口的乳管的「乳管癌」。也有少部分是發生在小葉的「小葉癌」，其罹患率只占乳癌全體的5~10%。

如同第21頁下圖所示，乳管及小葉的基底膜內側有一層上皮細胞。乳癌就是這層上皮細胞發生異常增殖所導致，如果異常增殖的階段只到達乳管中則為非侵犯性癌，若能在非侵犯性癌的狀態下發現，那麼手術的療效可以高達99%。

備忘小錄

惡性腫瘤與癌……腫瘤是細胞過度增殖所致，大致上可區分為良性腫瘤與惡性腫瘤。發生在覆蓋於人體表面、體腔（腹腔與胸腔等）及內臟器官內面的細胞層即上皮的惡性腫瘤就是癌症。因此，有時候也將癌症稱之為惡性腫瘤（或稱惡性新生物）。但嚴格說來，癌症並非完全等於是惡性腫瘤，而是癌症屬於惡性腫瘤的一部分。

也有一些是發生在非上皮性組織的惡性腫瘤，這稱之

但是，如果是異常增殖進展到乳管外側的侵犯性癌，癌細胞就會流入附近的淋巴管及血管，甚至有擴散的可能。

乳房的構造

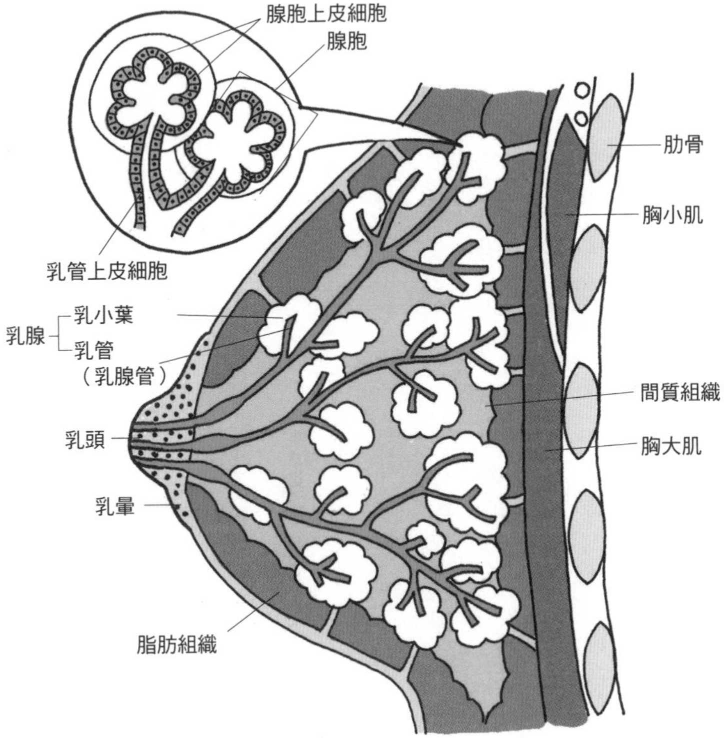

非侵犯性癌與侵犯性癌的分別

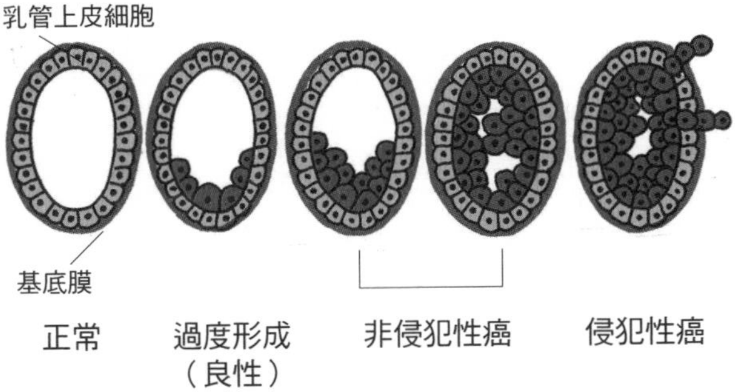

為肉瘤。發生在乳腺的除了乳癌，還有一種被稱為葉狀肉瘤的惡性腫瘤（phyllodes tumor），罹患率僅佔乳腺惡性腫瘤全體的0.5%，可說是極為罕見。

乳癌的種類

侵犯性乳癌大致可分為4種類型

乳癌從病理學的構造來看，非侵犯性癌大致上分為非侵犯性乳管癌及非侵犯性小葉癌；侵犯性癌則大致分別為乳頭腺管癌（Papillotubular Carcinoma）、實心型乳管癌（Solid-tubular Carcinoma）、硬癌、特殊型乳癌（參照第23頁表）。

「乳頭腺管癌」呈菇狀，是分化度高的癌症，佔所有乳癌全體的20%。分化度高是指癌症細胞的形態接近正常細胞，不易轉移至淋巴結，預後良好。充實線管癌會壓迫周圍的組織，繼而從乳管中擴散開來，佔乳癌全體的20%，但分化的程度在乳頭腺管癌與硬癌之間。硬癌是不會出現腫塊且分散散播於乳管外側的癌，佔乳癌全體的40%。分化度低，除特殊型之外比較不好的癌症。

特殊型中，硬塊的大部分是黏液，有癌細胞呈浮游在黏液中的狀態的黏液癌，以及會使乳房變橘色並腫脹，容易被誤診為乳腺炎的發炎性乳癌等等。黏液癌不易轉移，預後較佳，發生率佔乳癌全體的4%。炎症

備忘小錄

分化……細胞分裂時，為能對各自的組織達成特有任務而生長，這樣的過程稱之為分化。分化若能得到接近細胞原形的階段，就是分化度高；相對地，若幾乎看不出細胞原形的未成熟狀態則是分化度低。

分化度高的癌症稱為高分化癌，高分化癌細胞的形態接近正常細胞，增殖速度緩慢。換句話說，性質溫馴，預後較佳。低分化癌增殖活躍，大多預後較差。我們常

性乳癌不會出現硬塊，癌細胞會擴散到乳房全部，是預後較差的癌。因為手術不易進行，一般都是使用化學療法及放射線療法來治療，但最近也有使用化學療法奏效，之後施行手術的個案增加。

此外，還有在乳頭處出現濕疹或糜爛，並慢慢擴散開來的帕哲德氏病，以及極罕見發生在上皮細胞以外組織的葉狀肉瘤。帕哲德氏病是預後較好的癌症，葉狀肉瘤則是預後較差的惡性腫瘤。（以上乳癌四種類型所佔比例並不與台灣相同）

乳房惡性腫瘤的種類

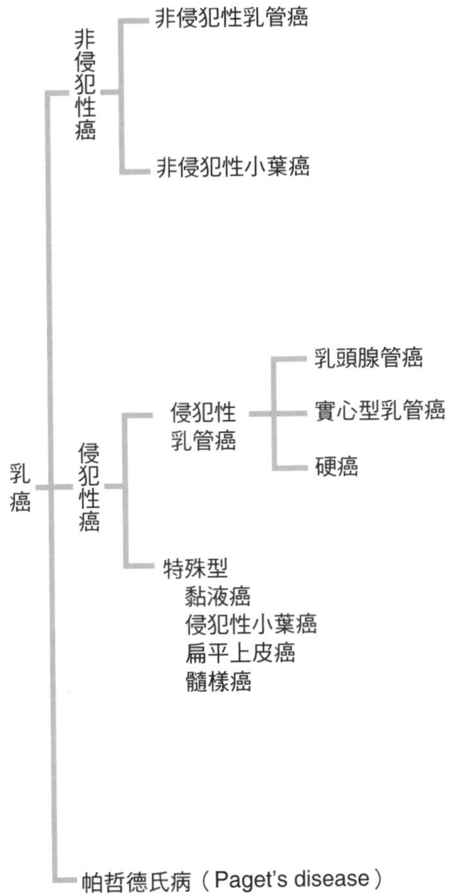

※發炎性乳癌不包含在上述分類，所以不列入。

用「活躍」來形容癌症，其實就是指癌的分化度的意思。

特殊型（特殊癌）……發生頻率低，是極為罕見的癌症。有黏液癌、扁平上皮癌、侵犯性小葉癌，在大乳管發生的髓樣癌等各種型。

乳癌是好發於女性年華盛開時期的癌症

乳癌的好發年齡在45~49歲，但停經後女性的罹患率有增加趨勢

癌症是因為遺傳基因受傷所導致。實際上，健康的人體中，也經常會有遺傳基因受傷的現象，不同的是健康者具有修復的能力，因此能防止癌症的侵襲。然而，隨著年齡的增加，修復能力也會跟著下降，因此年紀越長，就越容易罹患癌症。像胃癌、大腸癌、肺癌及肝癌等，幾乎所有癌症的罹患率都會隨著年紀增加而上升。

然而，乳癌的罹患率從35歲開始增加，一直到45~49歲為最為高峰，之後則隨著年齡的增長而下降（參照第25頁圖）。因此乳癌可以說是女性在各方面都呈現巔峰狀態的時期中最容易罹患的癌症。女性的子宮癌是從30歲起到80歲為止一直維持著相同的罹患率，直到超過85歲以上才到達高峰；而卵巢癌則是隨著年齡的增加而提高。

更年期過後乳癌罹患率也逐漸增加中

45歲過後罹患率出現高峰是日本女性乳癌的特徵。歐美國家的女性則

備忘小錄

遺傳基因的損傷……在一個細胞內約有8萬個遺傳基因，在這些遺傳基因中有引起細胞癌化的「致癌基因」，與抑制細胞癌化的「抑癌基因」。以車子為例，致癌基因好比是油門，而抑癌基因就等同於是剎車。當這些遺傳基因受到損傷，導致致癌基因工作過度或抑癌基因效率降低，就會發生癌症。

雖然我們的周遭有著許多傷害遺傳基因的物質，但遺

女性癌症的年齡別罹患率（1999年，每10萬人口）

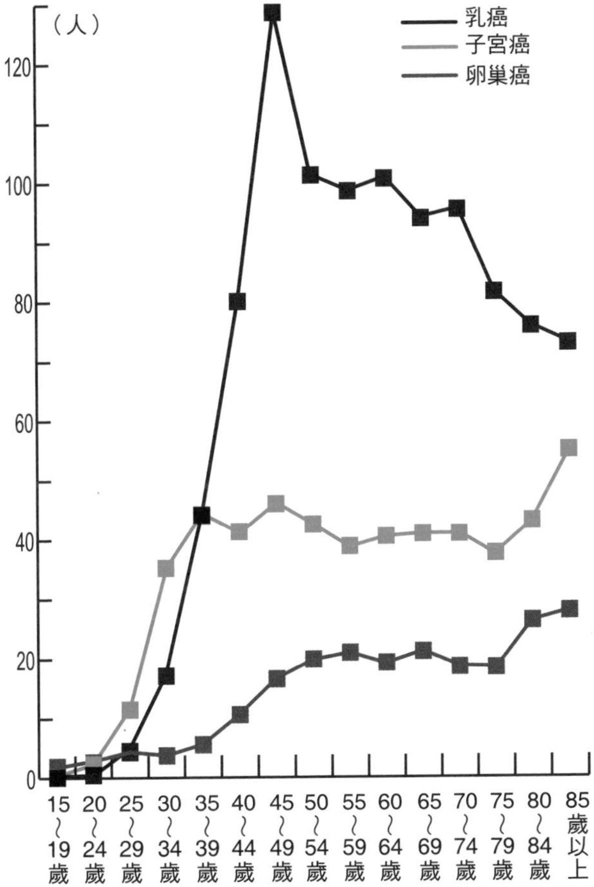

（厚生勞働省癌症研究獎助金「提升區域癌症登錄的精確度及活用之相關研究」研究主任 津熊秀明 平成15年度報告書）摘錄

在70歲以上持續升高。然而，最近日本女性在更年期過後罹患乳癌的病例也逐漸增加。可以說隨著乳癌罹患率的增加，好發年齡層也都出現了歐美化的現象。

另一方面，在過去罕見於20~29歲左右的女性乳癌，最近卻有增加的趨勢，因此高危險群之年輕女性也應做好每個月的乳房自我檢查及篩檢以防治乳癌。

傳基因即使受了傷也不會馬上變成癌症。複數的致癌基因或抑癌基因同時出現突變，才會使細胞癌化。

現在，根據遺傳基因的研究顯示，發現有各式各樣的致癌基因與抑癌基因。和乳癌有關的致癌遺傳基因有BRCA1（參照第31頁）與P53較為人所知。

乳癌的危險因子

提高罹患乳癌的十大危險因子

雖說乳癌一直在增加，當然並非所有的女性都會罹患乳癌。也有許多40、50歲的女性從未罹患過乳癌仍維持健康。

那麼，什麼樣的人容易罹患乳癌呢？

提高患病可能性的因子稱之為危險因子（Risk factor），乳癌的危險因子有下列幾項。

(1)初潮較早者（12歲以下）。
(2)月經週期較短者。
(3)停經較晚者（55歲以後）。
(4)沒有生育經驗者。
(5)高齡產婦。
(6)高學歷（職業婦女）。
(7)肥胖。
(8)血緣家族中有乳癌患者。
(9)罹患過良性的乳腺疾病。
(10)罹患過子宮體癌、卵巢癌。

月經期間和月經週期與乳癌的關係

乳癌的六到七成帶有雌激素受體（Estrogen Receptor）。荷爾蒙的機能在與細胞中的受體結合後才能發揮

備忘小錄

受體（Receptor）……**我們人體裡面分泌有許多荷爾蒙，調節著身體的各種機能。這些荷爾蒙釋放到血液中後，會與標的器官的受體結合。也就是說，每個受體有各自的荷爾蒙專用鑰匙孔，荷爾蒙若能完全符合其鑰匙孔，就能發揮作用。雌激素的標的器官為全身以及子宮內膜，黃體素的主要標的器官則為子宮內膜。**

作用。換句話說，六到七成的乳癌是受雌激素（卵泡荷爾蒙）的影響，因此雌激素被認為是與乳癌的成長有關。

從男性乳癌患者極為罕見，以及接受過卵巢摘除的女性不易罹患乳癌的這點來看，我們也可推測乳癌是受雌激素的影響。

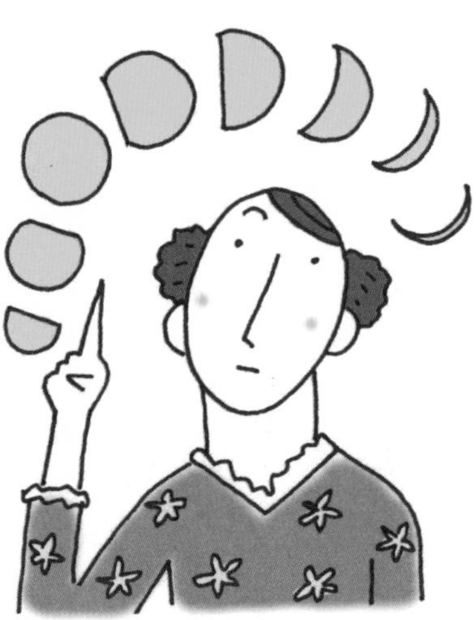

乳癌的危險因子當中的⑴到⑶項是與月經有關的項目。

初潮較早及停經較晚者，長期接受雌激素的刺激，雌激素在排卵前後會大量分泌。因此月經週期越短，代表越是頻繁地接受到雌激素的刺激。

歐美女性比亞洲女性的乳癌罹患率高，被認為這是與歐美女性的初潮較早，且停經較晚的因素有關。

日本最近的孩童發育早，初潮年齡比以前提早許多，停經年齡也有延後的趨向。因此，以日本女性乳癌罹患率增加的原因來說，被認為是與這些女性身體的變化有關的。

備忘小錄

雌激素的作用……雌激素是子宮內膜的增殖、子宮肌肉的發育、月經週期的調節及乳腺的增殖分泌等，除了達到女性特有的機能以外，還有許多功能。例如，提高骨質密度、做為關節的潤滑油、皮膚及黏膜的保濕，降低類固醇及預防動脈硬化等作用。然而，停經後雌激素分泌減少容易造成骨質脆弱、關節疼痛、皮膚及黏膜乾燥、動脈硬化進而產生心肌梗塞。此外，雌激素據說有預防失智症的作用。

生育經驗及學歷
為什麼與乳癌的罹患風險有關？

懷孕到生產後不久的期間不會出現月經，而且雌激素的分泌量也會減少。然而，最近日本女性的懷孕次數減少，如此一來身體必須承受更多來自於雌激素的刺激，而這也和近年乳癌罹患率增加有關。

同時也有研究報告指出，儘管生產的次數一樣，但哺餵母乳的期間短，罹患乳癌的機率會增高。

高齡產婦會成為危險因子，主要是因為高齡時才孕育第一胎，生產次數相對地減少，月經的期間相對比較長。雖然懷孕會使乳腺發達，但也有許多的研究報告顯示，懷孕年齡越高越容易罹患乳癌，以及哺餵母乳的年齡越高也越容易罹患乳癌。

此外，高學歷及職業婦女，有成為高齡產婦、生育次數減少，以及產後為復出工作而縮短哺餵母乳期間等傾向。這都成為長期接受雌激素影響的導因。

特別是停經後的肥胖是一大問題

停經前的雌激素主要由卵巢所分泌，停經以後的卵巢不再分泌雌激素，而是藉由皮下脂肪的所謂芳香環轉化酶（Aromatase）發生酵素作用產生雌激素。

肥胖者之所以會提高罹患乳癌的風險，主要是因為皮下脂肪較多，被製造出來的雌激素也就會比較多。建議使用ＢＭＩ（Body Mass Index，身

備忘小錄

生產次數……戰後，日本女性的生產次數一直維持著下降的趨勢，這也顯示在出生率的下降上。一個女性一生中生育子女的標準次數稱為「合計特殊出生率」（每位女性平均生子的出生率）。從第二次大戰後不久的一九五〇年為3.65，一九七〇年為2.13，一九九〇年為1.54，二〇〇〇年為1.36，二〇〇四年為1.29，日趨減少。推計現在為了維持人口合計特殊出生率需達2.08，預測今後日本的人口將持續減少。

體質量指數）或測量腹圍來衡量自己是否過度肥胖。特別是停經以後的肥胖會更提高罹患乳癌的機率。

至於乳癌患者的血緣家族為什麼乳癌罹患率會增加，關於這一點我們會在第31頁詳細說明。

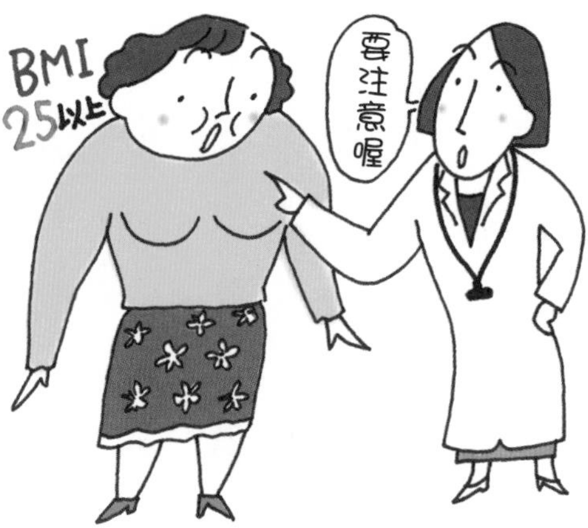

罹患良性的乳房疾病時，也該做好追蹤檢查

乳腺症雖與乳癌不同，但其中也有伴隨異形細胞的例子，在這種情形之下乳癌的罹患率就會比較高。良性的乳房疾病之中，有難以與乳癌區分的疾病，也有在良性乳房疾病中隱藏有乳癌的例子。因此像這樣的情況最好在每3到6個月能夠接受一次檢查，做好追蹤的觀察。

罹患過子宮體癌及卵巢癌的人，乳癌的罹患率高

大多數的子宮頸癌是由人類乳突瘤病毒所造成，與雌激素無關。然而，子宮體癌與雌激素有關，而且卵巢癌也一樣。而罹患過子宮體癌及卵巢癌的人，體質上也較容易罹患乳

備忘小錄

BMI……體重（kg）÷「身高（m）×身高（m）」所得數值，若為22是最不易罹患疾病。以此數值為基準，將胖瘦程度分為6個階段，超過25以上則斷定為肥胖。

最近內臟脂肪的囤積被拿來當做預防生活習慣疾病的指標。簡單得知內臟脂肪的方法是測量肚臍高度的腹圍。男性85 cm以上，女性90 cm以上即表示有內臟脂肪的囤積。

癌，因此平日就應做好定期的乳癌篩檢，並注意身體的變化。

酒精、香菸與乳癌有關嗎？

關於酒精與香菸是否會提高乳癌的罹患率，雖然研究上出現了有影響和沒影響的兩種完全不同報告結果，但酒精和香菸攝取過量，的確會對健康產生不良的影響，應多加注意。

那麼，具體來說應該注意的攝取量是多少呢？根據研究顯示，平均一天所攝取的酒精若是日本清酒２合（約３２０毫升）以上，啤酒是中杯２杯以上，葡萄酒是葡萄酒杯２杯以上，風險就會增高。

至於香菸，根據美國的調查顯示，香菸並不會影響乳癌。但是根據日本厚生勞働省指出，停經前吸菸的女性比不吸菸的女性容易罹患乳癌，其危險度高達四倍，而吸入二手菸者的危險率則高達2.6倍。

除此之外，我們已經確定香菸會導致容易罹患肺癌等肺和支氣管的疾病，以及心肌梗塞、狹心症等心臟疾病。最好的狀態是能夠不吸菸，但如果已經吸菸又難以戒菸的人，應該盡量減少吸菸量。

備忘小錄

人類乳突瘤病毒……是造成外陰部、陰道、子宮頸部及男性陰莖等處出現尖狀濕疣（俗稱菜花），腳底及手指甲中出現尋常性疣的病毒，目前此類病毒已被發現有１００種以上，其中，會造成惡性化的有10種左右，16型及18型被認為容易造成子宮頸癌。

COLUMN

家族性乳癌與遺傳基因

乳癌全體的7～10％與遺傳基因有關

乳癌之中，有一種因遺傳基因所造成的「家族遺傳性乳癌」，有ＢＲＣＡ１及ＢＲＣＡ２的遺傳基因已被發現。目前所知道的是帶有這些遺傳基因的人，雖然年輕時便容易罹患乳癌、兩側性乳癌以及卵巢癌的罹患率較高，但是預後良好。此外，日本人的家族遺傳性乳癌比歐美人的發病年齡要來得晚。

美國的研究報告顯示，乳癌及卵巢癌與遺傳有關的約佔全體的7～10％，而與遺傳有關的乳癌及卵巢癌中，ＢＲＣＡ１呈陽性的有52％，ＢＲＣＡ２呈陽性的有32％，遺傳基因非特定的有16％。然而，擁有這些遺傳基因並不代表一定會發病。乳癌罹患的比例，50～60歲左右約有40％，到75歲左右則約有80％。

可藉由遺傳基因診斷得知，有這方面困擾可以找專科醫師諮詢

在日本，如果符合以下的(1)或(2)者大部分會被診斷為家族性乳癌。

(1)本人或直系血親者（父母、子女、兄弟姊妹）中有３人以上曾經罹患過乳癌。

(2)本人或直系血親中有２人以上曾經罹患過乳癌，且其中１人符合以下項目。

・未滿40歲的年輕乳癌患者
・兩側性乳癌患者
・合併有其他內臟器官的癌症
・男性乳癌

目前全民健康保險並不給付遺傳基因檢查費用，但如果提出即可接受檢查。在乳癌發病前得知帶有遺傳基因的話，即有做好預防對策的可能，同時要考慮到在得知帶有遺傳基因時可能會受到的心理打擊，最好能照護到心理層面。為此，聖路加國際醫院設有家族性乳癌諮詢門診。

大學醫院、癌症中心以及積極進行乳癌治療的醫療院所等，都有提供家族性乳癌的遺傳基因檢查及諮商等服務，如果有任何疑慮都可以向專科醫師諮詢。此外，日本目前也在做家族性乳癌的調查研究。（註６）

乳癌的病期分類

國際性的分類可分為八階段

癌症的治療方法依病期（stag-e）不同而有所差異，因此判定屬於哪個階段的診斷相當重要。乳癌的病期依腫瘤（硬塊）的大小、淋巴結轉移的有無，以及遠端轉移的有無分類為八個階段。這是分別取自Tumor（腫瘤）、Lymph Node（淋巴結）、Metastasis（轉移）的第一個字母，被稱為「TNM分類」的國際性分類，日本也以此做為一般診斷的基準（參照第33頁）。

I期以上為侵犯性癌、III期為進行性乳癌

0期為非侵犯性癌，一般來說用手觸摸不到硬塊（但有時0期仍可能手觸摸得到），但可以藉由乳房攝影術的檢查得知。若能在此階段獲得治療，有99％治癒率。

一般來說若能用手觸摸到硬塊則已經是侵犯性癌的狀態（有時I期手觸摸不到），乳癌被發現的大多是侵犯性癌。I期與II期為侵犯性癌，III期以後則稱為進行性乳癌。

乳癌的淋巴結轉移，最初大多發

備忘小錄

淋巴結……人體內布滿著淋巴管，流動著淋巴液。從組織滲漏出來的淋巴液首先進入毛細淋巴管，然後經過粗大的淋巴管後被運送到胸導管及右淋巴導管時與靜脈匯合。淋巴結是淋巴管中如同栗子粒般大小的器官，會阻擋入侵體內的細菌及病毒，就是所謂的人體前線基地。靠近人體表面的淋巴結位於腋下、頸側、頷下、鼠蹊部、腹股溝等部位。淋巴結通常用手觸摸不到，一旦受

生在腋下的淋巴結（腋窩淋巴結），其次是轉移至胸骨旁淋巴結（胸內淋巴結），若繼續進行的話則會轉移至鎖骨上淋巴結及鎖骨下淋巴結等處。

進行到鎖骨上・下淋巴結的轉移稱為遠端轉移。

內臟器官方面的轉移，最容易發生的是在骨、肺、胸膜，其次是肝臟、腦等器官。

乳癌在早期階段容易發生血行性轉移，即使沒有發生腋下的淋巴結轉移，也不能斷言沒有轉移至其他的內臟器官。當然，早期發現的存活率當然越高，然而，即使已經發生了遠端轉移，只要治療產生功效，還是可以延長存活率的。因此儘管發現的已是進行性乳癌，也應積極接受治療。

在癌症專科醫療院所接受治療的10年存活率，I期約有90%，II期約有80%，III期約有60%，到了IV期則為20%依次向下減少。

到細菌或病毒感染而引起炎症時，或者出現癌症轉移時，在受到感染或轉移的淋巴結附近就會腫大，用手即可觸摸到淋巴結。一般所說的淋巴腺指的就是所謂的淋巴結。

乳癌的病期（stage）分類

病期		癌的種類	硬塊大小	淋巴結轉移
0期		非侵犯性癌（術後確定）		
I期		侵犯性癌（早期癌）	2cm以下	沒有
II期	A期	侵犯性癌	沒有，或2cm以下	疑似
	B期		2.1~5cm	沒有
			2.1~5cm	疑似
III期	A期	侵犯性癌（進行性乳癌）	2cm以下	轉移至腋下淋巴結，出現附著或固著於周邊組織。或未轉移至腋下，但胸骨旁淋巴結出現腫大。
	B期		與硬塊大小及淋巴結轉移的有無無關，硬塊固著於胸壁。或者皮膚因硬塊而凸出或塌陷。發炎性乳癌。	
	C期		淋巴結大小無關，轉移至腋下淋巴結及胸骨旁淋巴結。或轉移至鎖骨上下的淋巴結。	
IV期			與硬塊及淋巴結的狀態無關，出現遠端轉移。	

乳癌的徵兆

硬塊

乳癌能自我發現的線索，大半是乳房內的腫塊。乳癌的特徵是腫塊如同石頭一般硬且邊界不明顯，用手擠壓不會出現位移等特徵。然而也有的乳癌不會出現上述的表徵。

此外，就算發現硬塊也不代表真的罹患乳癌，相較之下良性的硬塊較為常見，所以不應擅自判斷硬塊是為良性或是惡性。

發現硬塊時，應請乳腺外科、乳腺專科或乳腺門診的乳腺專科醫師診斷（台灣則需由乳房外科、乳房科或乳房門診的乳房專科醫師診斷）。

乳頭血性分泌物

有的乳癌會使乳頭分泌出摻雜著血液的分泌物。特別是當乳頭血性分泌物只出現在單側乳房時，更應立刻接受乳房專科醫師診斷。兩側同時出現乳汁般的分泌物時，大多是因荷爾蒙的不協調或服用降壓藥所致。

乳頭的濕疹及糜爛

帕哲德氏病是發病在乳頭的非侵犯性癌，臨床表徵是乳頭處出現濕疹、糜爛等症狀。

此外，也有罕見的「Pagetoid

備忘小錄

良性硬塊的特徵……相對於乳癌的硬塊如石頭般硬，良性硬塊的硬度則如同橡皮擦一般。良性硬塊的邊界也與癌症的硬塊不同，界線相當清楚。此外，用手可以移動也是良性硬塊的特徵。只是，也有一般人無法區別是良性或是惡性的硬塊，而且有些良性硬塊也需要接受治療。因此不要依自己的判斷或者置之不理，建議交由專科醫師來診斷。

癌」（類帕哲德氏病），是發病狀態比帕哲德氏病稍快的癌症。

若是使用類固醇軟膏即可治癒的濕疹或膿瘍則不成問題，但若反覆發生則需就診。

疼痛

每個月月經前的乳房腫脹及疼痛感是受女性荷爾蒙的影響所致，不必太過緊張。但若與月經週期無關的持續疼痛則需注意。

一般會認為乳癌的硬塊不會造成疼痛，然而其中有的乳癌會造成疼痛的。就算乳癌的硬塊不會疼痛，也有可能因為硬塊壓迫到周圍組織而導致疼痛。

此外，發炎性乳癌的情況通常也會伴隨熱痛感。發現發炎性乳癌時大多已經出現惡化，所以有立即就醫的必要。

皮膚凹陷

乳癌的硬塊接近皮膚表面時，皮膚會被牽引，導致皮膚出現酒窩狀的凹陷。當凹陷還小時，要舉起手臂才可發現，隨著凹陷程度變大，就會出現連放下手臂也可看出凹陷的狀況。

皮膚顏色的變化

罹患硬癌時，皮膚會出現紅腫。發炎性乳癌則是皮膚會出現如橘皮的顏色。其他的乳癌也可能會隨著惡化產生紅色或橘色等膚色的變化。

帕哲德氏病……主要出現在單側的乳頭及乳暈處，發紅的邊界清楚，出現糜爛、結痂、色素沉澱等症狀，常被誤認為是單純的濕疹。但帕哲德氏病在細胞學診斷或切片時，可以發現被稱為帕哲德氏細胞的大型細胞。容易轉移，大多在非侵犯性癌的狀態時被發現。

此外，也有發病於外陰部的皮膚病及被稱為骨髓帕哲特氏病的骨代謝疾病，這些都是與乳房的帕哲德氏病完全不同的疾病。

容易與乳癌混淆的疾病

乳腺症

好發於25~35歲女性的乳房良性疾病。出現硬塊、漲痛感，以及乳頭分泌出分泌物等症狀。

病發原因在雌激素與助孕酮（黃體素）的不平衡所造成。其特徵是在月經前症狀明顯，月經完後症狀減輕。若對日常生活不造成影響的話無須做特別治療。

但其中也有隱藏著乳癌的可能性，應就診給專科醫師檢查。若難以斷定是否為乳癌，則應定期接受乳腺X光攝影及超音波等檢查。

乳腺炎

乳房因細菌感染出現紅、腫、痛，聚積膿瘍，以及硬塊等症狀。常見於哺乳期因乳房內乳汁滯留而造成乳腺炎，但除此之外也有其他發生的可能。雖然可使用注射器將膿瘍抽吸引流出來，或使用抗生素治療，但仍有復發的可能性。

纖維腺瘤

常見於20~30歲左右的乳房良性腫瘤。硬塊呈圓形且具有彈性，用手觸壓時會滑動，且沒有疼痛現象。通常只出現一個硬塊，但也有可能出現

備忘小錄

助孕酮……和雌激素一樣皆為代表性的女性荷爾蒙。卵巢排卵後由卵胞形成的黃體所分泌，所以又被稱為黃體素。助孕酮又被稱為助孕激素，會提供子宮內膜營養，鬆弛呈現緊張的子宮肌肉，讓子宮內膜呈現柔軟狀以協助受精卵容易著床。其他還有作用於促進懷孕期間的乳房發育。

助孕酮被分泌後，會促進基礎代謝，使體溫升高。記錄基礎體溫即可發現在排卵

二個以上的硬塊。若能透過乳房X光攝影及超音波等醫學成像的檢查，或做穿刺切片確定是纖維腺瘤的話，則不必做特別的治療，但仍需要定期複診做好追蹤檢查。如果患處突然變大到3~4公分的話，則有可能需要將硬塊做摘除。

乳管內乳頭瘤

好發於40~50歲左右的良性腫瘤，其病變出現在乳頭附近的乳管內。若從乳頭分泌出含血的分泌物，其中約有三成可說是乳管內乳頭瘤所致。用手指可觸摸到微硬且界限分明的硬塊。若出現多處的話則可能轉為乳癌，因此有必要將腫瘤做切除。

葉狀腫瘤

發生在年齡層20~30歲左右的罕見疾病，若用手指觸壓則硬塊會出現位移現象。病狀初期和纖維腺瘤很相似，硬塊會突然變大。大多為良性腫瘤，其中還有惡性腫瘤及介於良性與惡性之間的邊緣性腫瘤。此外，良性葉狀腫瘤有可能在反覆復發中轉為惡性腫瘤。大多可在門診手術治療即可，但若硬塊佔乳房整体面積越大，須入院手術治療的必要性就越高，若轉為惡性腫瘤則須做乳房切除手術。

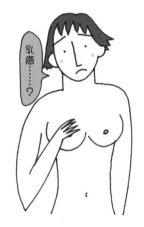

後基礎體溫會維持高溫期，其原因就是助孕酮分泌增加的緣故。

乳腺炎的預防……哺乳期的乳腺炎大多是因為殘留乳汁堆積所造成的，因此哺乳後排空乳房可以預防乳腺炎發生。乳腺炎若不妥善處理，會出現高燒、淋巴結腫脹等症狀。因此預防是相當重要的。

何謂乳癌 Q&A

Q 乳癌增殖的速度有多快？

被診斷罹患乳癌時，因為本身的風濕病病情惡化，於是當下決定先治療風濕病。乳癌發現時，大小僅有2cm，但在這段等待的期間發現乳癌已經大到可以用手觸摸到，因此感到非常不安。想請問乳癌增殖的速度有多快？

A 成長1cm需要7~8年的時間，因此治療不必過於急促。

乳癌細胞是由1個變成2個，再由2個變成4個，周而復始的以倍數增加，平均一個週期約為90天。一個乳癌細胞要成長1cm需要30次的細胞分裂，若以一個週期90天來計算，成長1cm所花費的時間為90日×30，相當於2700日。也就是說乳癌細胞要花費7~8年的時間才能長到1cm，因此乳癌可說是進行較為緩慢的癌症。不論是5mm長到1cm或是1cm長到2cm的乳癌，成長的速度是不變的。當可以用手觸摸得到硬塊時，也許會感到好像突然長大許多，但基本上乳癌是不會在2個月的時間突然明顯長大的。

我常常會跟患者說：「乳癌並不是在被診斷出來的瞬間罹患的。要長到可以用手摸得到，恐怕已經經過了很長的一段歲月，所以就算現在提早2~3個禮拜動手術其實是沒有多大的影響。」與其現在急著想要接受治療，爾後反悔當初倉促所選擇的治療方法，不如給自己1個月的充裕時間，選擇最適合自己的治療，所得的效果會更佳。（有些乳癌在很小的時候就已經跑到淋巴或遠端，則不宜拖延）

Q 擔心從檢查到治療的期間病情會惡化？

從被診斷出罹患乳癌到接受手術的期間，光是檢查及等待病房就得花上將近3個月的時間。

醫師有提到就算急於在這1～2個月其實是沒有意義的，但是我想請問，癌細胞從4個成長到8個與1億個成長到2億個，對身體是否有不同的影響？

A 乳癌細胞只要還是維持在乳房內，對身體是不會有影響的。

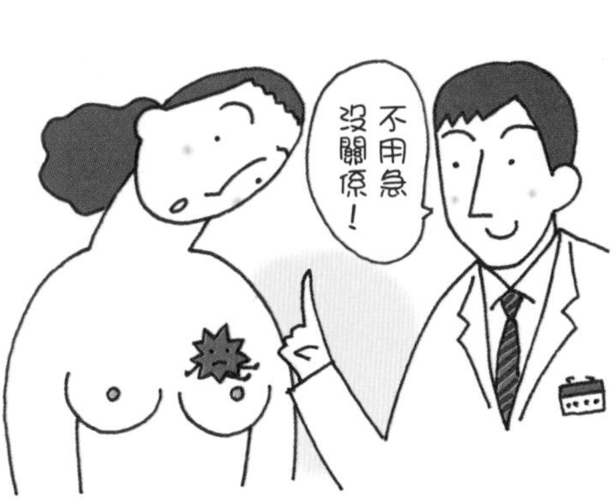

所謂的1cm是指已經聚集了數十億個到百億個的癌細胞。如同前面所述，並不是用手可以觸摸得到時就開始突然快速增殖。如果是乳癌轉移到肝臟及肺等臟器，並且持續成長，影響到器官的正常功能的話，的確會造成問題；但是如果侷限在乳房之內的話，對於身體的影響是不會有所改變的。（但仍要特別小心在乳房內之小體積的癌瘤轉移淋巴結或遠處）

Q 腋下有多少個淋巴結？

聽說淋巴結的個數是依人而異，請問一般大約有多少個左右？淋巴結的多少與免疫力是否有何關聯？

A 有個人差別，大約在30～40個左右。

淋巴結的數量依每個人而有所差別，腋下的淋巴結大約有30～40個左右。淋巴結是防治細菌及病毒的前線基地，在免疫上來說，它是個重要的組織，但淋巴結的個數與免疫力無關。

Q 年輕人的癌症惡化較快嗎？

聽說年紀輕的人細胞比較活耀，所以癌症的繁殖速度也會比較快。乳癌是否也是年紀越輕就惡化得越快？

A 據顯示越年輕復發的可能性越高。

在統計學上，的確有越年輕的人乳癌復發的可能性越高的報告。從原因上來說，或許是因為癌細胞增殖較快的關係。此外，也有可能是因為在比例上有較多的年輕人對於女性荷爾蒙的感受性並不高，所以在使用治療乳癌重要手段之一的荷爾蒙療法時，比較難以出現效果的關係。

Q 如果母親患有乳癌，女兒應該在幾歲起開始注意？

聽說有所謂的「癌症血統」。家母曾經是乳癌患者，身為女兒的我是否在遺傳上也容易罹患乳癌？如果是的話，應該在幾歲開始注意乳癌呢？

A 家族性乳癌的話，應提早10年開始接受篩檢。

父母、子女、兄弟姊妹等直系血親中，包括本人在內有3人以上罹患乳癌的話，則有可能是屬家族性乳癌。（參照第31頁）。

此外，包括本人在內的直系血親中罹患乳癌的患者有2人，且其中1人是「發病時未滿40歲」、「兩側性乳癌」、「併發其他臟器癌症」、「男性乳癌」的話，就屬家族性乳癌。

如果是家族性乳癌的話，有必要比一般受檢年齡提早10年開始接受篩檢。最近，關於是否擁有家族性乳癌遺傳基因的檢查已經相當普遍。然而，因為母親是乳癌就認定女兒也會罹患乳癌的想法是有些超之過急。如果條件符合時，請與專科醫師協商對策才是上上策。

Q 阿姨和表姊妹的乳癌與遺傳有關係嗎？

阿姨及表姊妹曾經罹患過乳癌。這是不是代表我也遺傳到容易罹患乳癌的體質？另外，阿姨（母方）與姑姑（父方）的遺傳程度有何不同？

A 阿姨及表妹罹患乳癌不屬於家族性乳癌。

家族性乳癌是以直系血親為基本條件，如果是阿姨及表妹罹患乳癌則不屬於家族性乳癌。若是家族性乳癌，父親或母親持有遺傳基因時，遺傳給子女的機率約占50％。此外，持有遺傳基因的人，不論是從父親方面或母親方面，遺傳的機率都是一樣的。

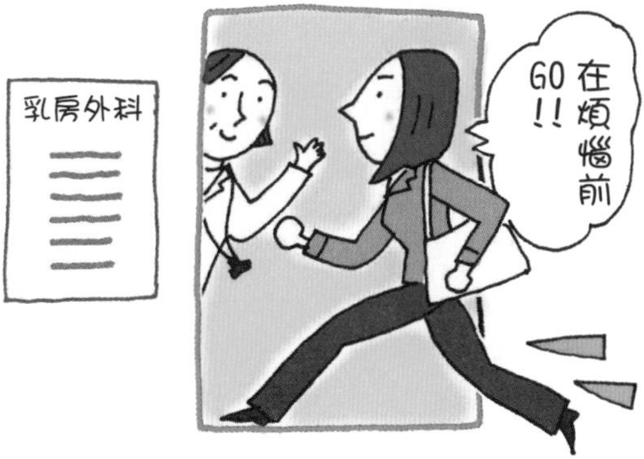

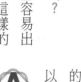

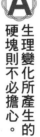

Q 容易出現硬塊的人比較容易罹患乳癌嗎？

我的乳房容易漲，且容易出現硬塊，常常凹凸不平。這樣的體質是不是比較容易罹患乳癌？

A 生理變化所產生的硬塊則不必擔心。

發現硬塊懷疑是乳癌而求診的人很多，大多是為良性的硬塊。特別是在月經前容易出現硬塊、乳房腫漲，這是生理的變化不必擔心。但若是觸摸到與月經無關的硬塊，則需接受乳腺專科醫師的診斷。

Q 會疼痛的硬塊就不是乳癌嗎？

聽說乳癌的硬塊是不會痛的。如果是會痛的硬塊是否就可以放心呢？

A 也有伴隨疼痛的乳癌，光靠自己的判斷很危險。

乳癌的硬塊大多不會造成疼痛，但是其中也是有伴隨疼痛的例子，而且在造成疼痛的良性硬塊背後可能會隱藏著乳癌。還有一種是乳癌變大，壓迫到周圍產生的疼痛。雖然不會出現硬塊但卻會出現發熱與疼痛現象的發炎性乳癌，它的惡化速度快。此外，即使是良性的硬塊，在疼痛嚴重時接受治療可以減輕症狀。因此建議接受乳腺專科醫師的檢查。

Q 罹患過子宮癌的人也容易罹患乳癌嗎？

6年前曾經接受過子宮頸癌的手術。很幸運地，目前為止並沒有復發的跡象。請問我是否也容易罹患乳癌呢？

A 子宮頸癌與乳癌沒有關係。

子宮體癌的狀況，就罹患背景的因子而言，與雌激素有關。因此有罹患過子宮體癌的人與沒有罹患過的人相較，罹患過子宮體癌的人或多或少會比較容易罹患乳癌。但是子宮頸癌的發病則為其他因素，因此可以不必過於擔心。但是，乳癌是女性容易罹患的癌症，推論今後還有增加的趨勢。因此不論是否罹患過子宮癌，建議每年都能接受一次乳癌篩檢。

Q 乳房的大小跟乳癌的罹患率有關嗎？

聽說乳房大的人容易罹患乳癌，也聽過乳房小的人容易罹患乳癌。請問到底是哪一種類型的人容易罹患乳癌？

A 不論乳房大或小都應留意。

乳房的發育與雌激素有關。若是容易受雌激素影響的乳腺多者，罹患乳癌的可能性或許稍大也說不定。但若要斷定乳房小罹患乳癌的機率比較低，兩者並沒有明顯的差異。實際上，乳癌患者之中有乳房大的患者也有乳房小的患者。因此不論乳房的大小，每年都應接受一次乳癌篩檢，當乳房出現有任何異狀都應接受乳腺專科及乳腺外科的診斷，不要忘記這些該做的基本動作。

Q 如果在懷孕期間發現乳癌的話？

如果在懷孕期間發現乳癌的話，可以生育嗎？另外，會不會因為懷孕與生產的關係造成乳癌惡化加快呢？

A 依懷孕週數有不同的治療方式。

懷孕中會大量分泌雌激素等女性荷爾蒙。乳房也會因此變大，但是懷孕中所分泌的荷爾蒙與使乳癌成長的荷爾蒙不同。因此，懷孕並不會讓乳癌快速增大。

懷孕中的乳癌治療依懷孕週數而有所不同。例如，非得使用抗癌劑的化學療法的話，有可能會對懷孕初期的胎兒造成異常，因此會在16～32週之間進行。如果有必要進行手術，大多也會選擇在這段期間進行。此外，對有荷爾蒙感受性的乳癌，會在產後進行荷爾蒙療法的藥物服用。在接受抗癌劑及荷爾蒙療法藥劑的投藥期，不可以哺餵母乳，而要以奶粉取而代之。

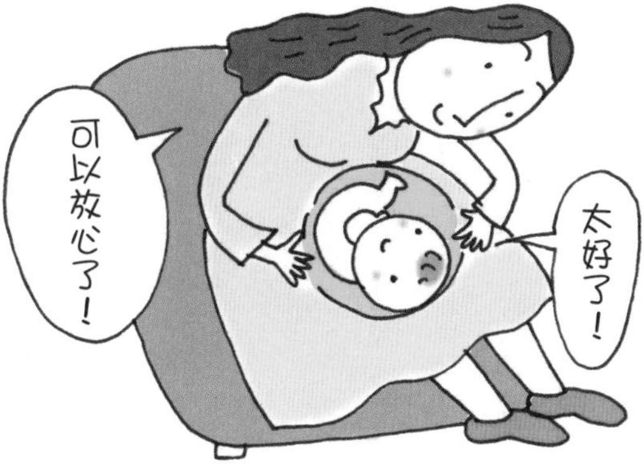

Q 乳癌治療後要經過多久才能懷孕？

乳癌治療結束後，需要經過多久才能受孕？如果在治療中懷孕的話該怎麼辦？

A 治療結束後經過6個月就可以懷孕。

抗癌劑可能使胎兒出現異常，因此在接受抗癌劑投藥期間發現懷孕的話，基本上會施行人工流產。在結束抗癌劑投藥治療後要經過多久才可以安心呢？若血液中完全沒有藥物成分即可受孕。大多數的情況，為了安全起見，醫療人員會指導患者在治療結束6個月後再懷孕。

一般較多的例子是在接受抗癌劑投藥期間月經會停止，直到停止投藥後約6個月後才會開始有月經出現。治療停經前女性的乳癌時會使用荷爾蒙療法劑，一旦注射類黃體激素釋放素（LH-RH agonist），月經便會停止，直到投藥結束3～6個月後月經才會重新開始。當月經重新開始也就代表身體可以接受懷孕。

Q 罹患乳癌的人不適合哺餵母奶嗎？

記得以前曾經聽說，罹患過乳癌的人即使在痊癒後生育也最好不要哺餵母奶。是因為母乳裡可能含有癌細胞的關係嗎？還是因為容易罹患癌症的遺傳基因會透過母奶傳給下一代的緣故呢？

A 母奶中不會帶有癌細胞。

在結束抗癌劑治療及荷爾蒙療法藥物的投藥後，大約經過6個月後即可安心受孕。即使哺餵母奶也不用有任何擔心。母奶中不會含有癌細胞，而且容易罹患乳癌的遺傳基因也不會從母乳中分泌出來。

Q 曾經罹患乳癌的人不可以接受ＨＲＴ嗎？

自從接受乳癌手術以來已經經過了10年，請問我能接受ＨＲＴ（荷爾蒙補充療法）嗎？最近可能因為更年期的關係，會出現突然發熱及盜汗等症狀，非常不舒服，希望可以接受ＨＲＴ，不知道可不可以？

A 如果可以慎重檢查的話，或許有接受的可能。

ＨＲＴ是藉由補充更年期不足的女性荷爾蒙，進而改善更年期不適等症狀的治療法。在美國曾為ＨＲＴ做過大規模的調查，調查中發現乳癌的罹患率相當高，為此中途（二〇〇二年）終止了此項調查。因為當時調查的對象本來就有許多都是屬罹患乳癌高危險群的肥胖者，所以調查方式受到了多方批評，也有人指出ＨＲＴ的危險程度其實並沒有那麼高。

但是，也有認為雌激素與黃體素併用的ＨＲＴ會增加罹患乳癌的危險。不論如何，在接受ＨＲＴ的期間，應充分理解其優點和缺點，也一定要接受規定的檢查，以確認乳癌是否復發或出現新的乳癌。ＨＲＴ應該會在婦科接受治療，當下切記務必向醫師說明自己曾經罹患乳癌的病歷。

另外，中藥也有可以改善更年期不適的藥物，因此也可以與婦產科醫生諮商將中藥也納入選項。

Q 男性也會罹患乳癌嗎？

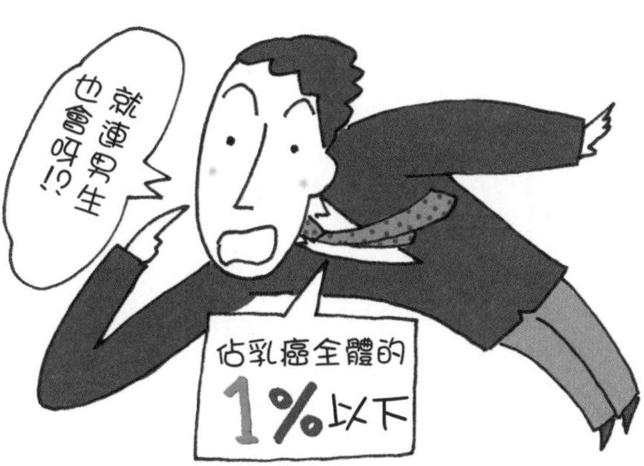

我丈夫胸部出現有硬塊。當女性胸部出現硬塊時首先會懷疑是否罹患乳癌，請問男性是否也會罹患乳癌？此外，應該前往哪一科門診接受檢查？

A 比例上很少，但男性也會罹患乳癌。

乳癌大多是出現在女性身上，但其實也有男性罹患乳癌的病例。通常是因為乳頭周圍出現硬塊，乳頭出現變形或潰瘍等症狀而發現罹患乳癌。

根據調查，男性乳癌的比例只佔乳癌全體的1％。聖路加國際醫院中一年之間有500人進行乳癌手術的治療，其中男性患者只有一、兩位。比例上少於1％。因為男性的乳腺較少，若是侵犯性癌的話有容易侵犯到皮膚及肌肉的傾向，但是與女性相較男性乳癌的預後並不差。

男性乳房異常時並不是全都是乳癌。從患者數來看，較多是因荷爾蒙失調導致的女乳症、整個乳房變大等良性疾病。

男性也和女性一樣，當發現有任何異常時都應接受乳腺專科及乳腺外科的診斷。治療方法基本上與女性相同，一樣也會檢查是否帶有女性荷爾蒙受體。檢查結果若是帶有女性荷爾蒙受體的話，會給予進行 **Tamoxifen** 等荷爾蒙療法。

能夠早期發現乳癌的篩檢與檢查

任何人都會做的乳房自我檢查法

只要做到每個月一次的乳房自我檢查就能在約1cm時發現

乳癌是可以自我發現的少數癌症之一，若能在早期發現，治癒率高達90%以上。建議學會乳房自我檢查的方法。也有從來沒有做過乳房自我檢查，在偶然之下發現硬塊前來就診的患者。發現時通常已經長到50元硬幣大小。有時候有做乳房自我檢查的則會在10塊錢硬幣大小時發現。另外，每個月定期一次乳房自我檢查的則會在1cm，甚至在1cm以下發現。硬塊越小越容易治療，對患者的身體也比較沒有負擔，治癒率相對地也會比較高。

乳房在月經前容易出現腫漲及硬塊。最軟的狀態是在月經結束後的一個禮拜。因此可以利用這段期間，例如月經後的第2天等，決定好固定的日子進行乳房自我檢查。如果是停經

備忘小錄

林布蘭在400年前曾經描繪過乳癌……17世紀初，著名畫家林布蘭在裸體畫「沐浴的拔士巴」中，描畫出模特兒乳房上特殊的凹凸狀。當時，林布蘭以及模特兒都沒有發現到異狀，然而觀察敏銳的畫家卻可以用肉眼看出乳癌的特徵。這位女性模特兒在數年後死亡，直到後

後的女性則可以固定選擇每個月的第1天或每個月與自己生日同一天的日期，這樣就比較不容易忘記。

每個人的乳房大小、形狀、柔軟度都不一樣，甚至左右乳房大小也會不同。透過乳房自我檢查，可以了解自己的乳房平時是什麼樣子的，如此，就診時如果醫師看漏的話，也可以告訴醫師哪裡與平時的狀態不同。

此外左上圖是乳癌發生部位的頻率圖表。頻率最高的部位是外上側，除了此處以外，所有乳癌有可能出現的部位都請務必確實用手指觸碰檢查。（編註：目前世界各國均認為乳房自我檢查較無法早期篩檢出乳癌，所以不再過分強調，雖然如此，對乳房健康而言，自我檢查仍有其必要性。）

來才發現原來她曾經罹患乳癌的事實。

乳癌發生部位的頻率

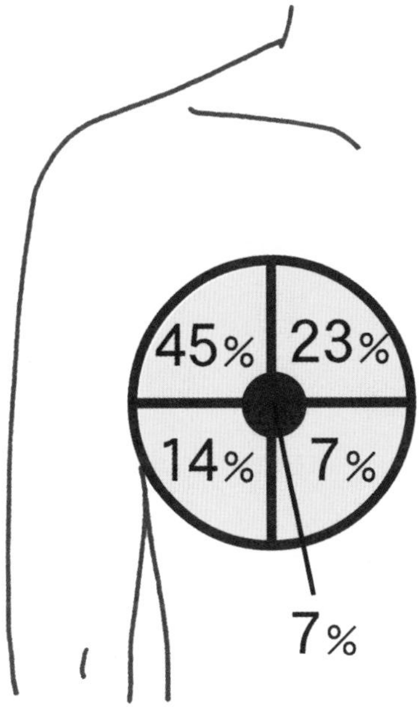

自我檢查時發現的硬塊大小

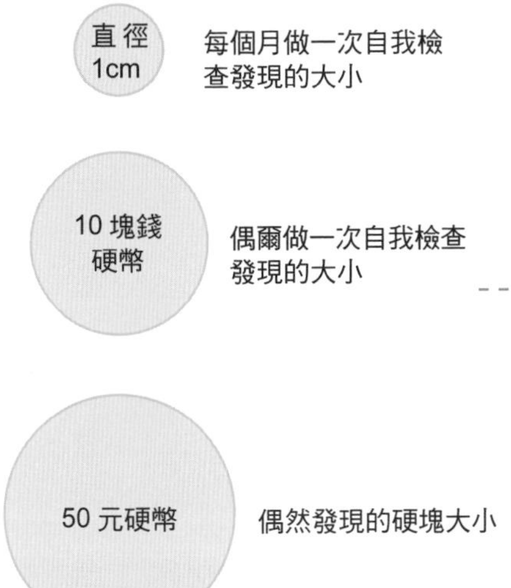

乳癌自我檢查的方法

自我檢查的範圍

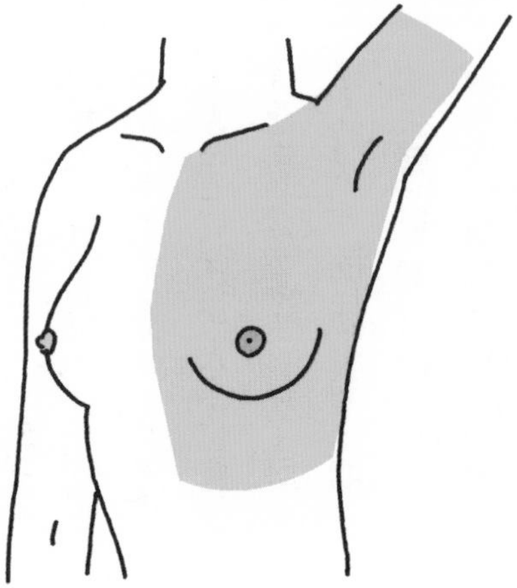

上是從鎖骨下方，下是到內衣的下緣處。
內側是從胸骨的中心線，外側是到腋下的下方。
腋下的凹陷處也要做好檢查。

沐浴前的檢查

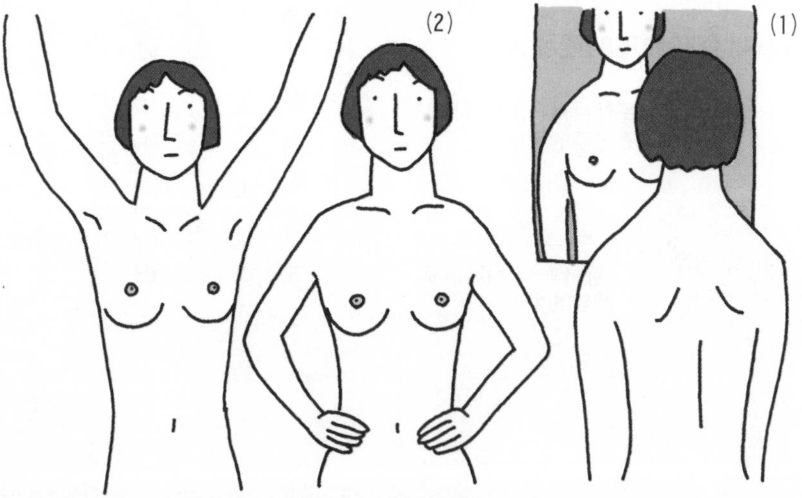

⑴站在鏡前舉起雙手檢查乳房的形狀（牽引及凹陷）、皮膚的狀態、乳頭分泌物的有無，都要做仔細的檢查。
⑵雙手放在腰上後雙手上舉，和⑴的檢查內容同。

沐浴時的檢查

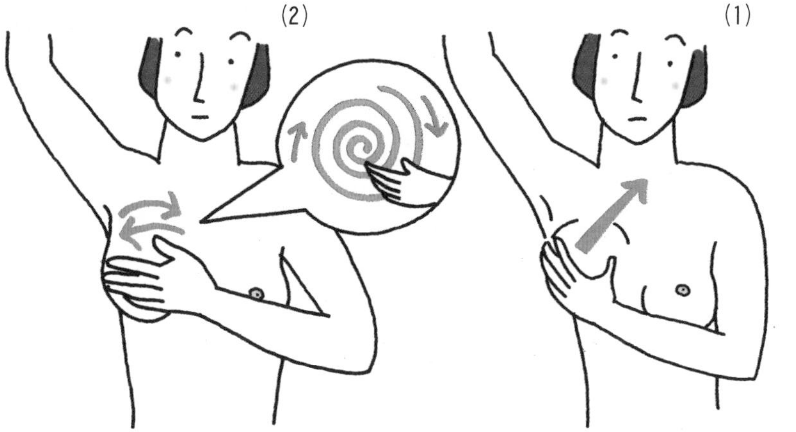

⑴身體抹上肥皂，打開手掌，用指腹將乳房托高，查看有無硬塊。
⑵併攏食指及小拇指之間的四根手指，滑動指腹檢查有無硬塊。
　如同畫圓圈圈一般滑動或由內往外，再由外往內滑動。當手指有受到阻礙的感覺時表示可能有硬塊。

沐浴後的檢查

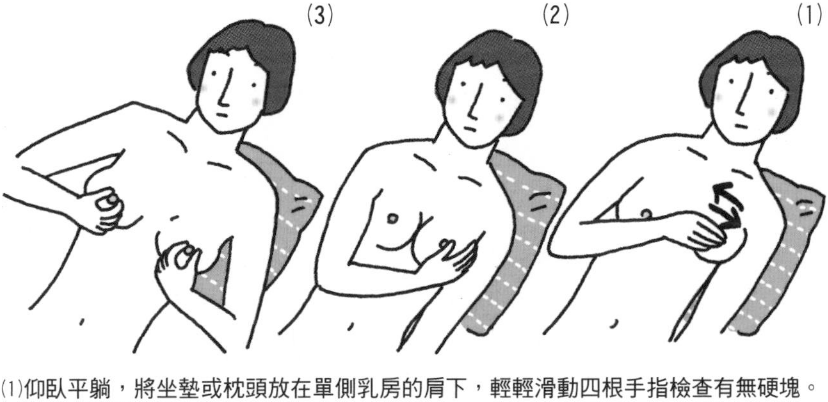

⑴仰臥平躺，將坐墊或枕頭放在單側乳房的肩下，輕輕滑動四根手指檢查有無硬塊。
　乳房豐滿的人須仔細檢查乳房下方。
⑵原則上需檢查所有範圍，特別是乳癌發生率較高的乳房外上側更需仔細檢查。
⑶將四根手指放在腋下檢查有無硬塊。接下來以稍強的力道捏乳暈，檢查是否有分泌物從乳頭分泌出來。

一年一次的健康檢查

40歲過後的女性需接受乳房攝影檢查

歐美各國自從乳房攝影檢查普及以來，乳癌死亡率逐漸降低。

相較之下，日本地方政府二〇〇〇年才開始在乳癌篩檢中為50歲以上的女性進行乳房攝影術，直到二〇〇四年才將檢查對象從50歲降至40歲。然而受檢率仍然相當低。

根據調查指出，在篩檢中發現的癌症與其他情況下發現的癌症相比，透過篩檢得知的癌症患者，存活率高出5年。目前並非所有的地方政府都有引進有乳房攝影術，但將會逐漸增加。因此建議有接受篩檢機會的女性都能積極受檢。

有的工作單位在乳癌篩檢中也有進行乳房攝影術、超音波檢查，或選擇一項檢查等各式各樣篩檢方式。

建議40歲以上者每年都要接受一次乳房攝影，以確認有無出現乳癌症狀。（註7）

備忘小錄

從宣傳刊物取得乳癌篩檢的資訊……不僅限於乳癌，政府相關癌症篩檢資訊並不會通知到各個家庭，幾乎所有都是透過宣傳刊物得知篩檢的日期及辦理手續。因此，為了防癌，有必要多注意政府單位的宣傳刊物。地方縣市單位的檢查有許多都是免費的，為了及早發現乳癌，建議積極利用。

如果懷疑罹患乳癌，應該到乳腺專科或乳腺外科求診

標準的檢查有視觸診、超音波、乳房攝影術

乳癌是女性的常見疾病，因此有不少人會認為是婦產科的專業項目，但其實乳癌大多是在外科進行診治。若外科設有乳房外科或乳房外科門診，就表示有乳癌的專科門診。

懷疑自己罹患了乳癌而到乳房外科等門診求診時，醫護人員首先會進行問診，接下來是視觸診（視診與觸診）。問診中會就症狀、有無月經、月經的日期、家族中有無乳癌患者等問題。視觸診時會看、用手指觸碰，檢查有無硬塊及皮膚的變化等，查看是否出現異常。不只是乳房，也會檢查腋下、鎖骨上下及頸部的淋巴結狀態。之後會進行超音波檢查及乳房攝影術。任何人都可以接受問診、視觸診、超音波檢查及乳房攝影術等各項檢查。

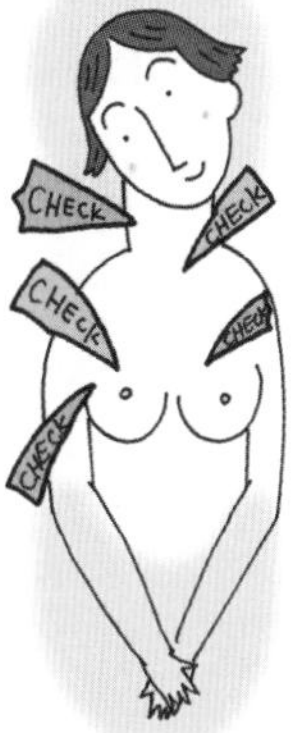

備忘小錄

乳房攝影的放射專科醫師……乳房攝影術能有效發現初期乳癌，然而除了需要有能夠攝影出顯明影像的高性能攝影裝置之外，同時也需要有攝影技術及判讀能力高深的技師及醫師，否則不能稱之為是有效的檢查手段。如果不知該到哪裡接受乳房攝影篩檢，建議可以看醫師是否為篩檢乳癌攝影判讀認證醫師以做為參考標準。認證醫師的姓名公開於乳癌攝影篩檢精度管理中央委員會的網頁中。（註8）

乳房攝影術——可以發現用手觸摸不到的非侵犯性癌

利用乳腺專用的X光檢查可以發現微細的鈣化

乳房攝影術是乳腺專用的X光檢查。利用2張透明的壓克力板夾住並壓迫乳房，使其成薄平狀，通常會上下左右各拍攝一張。乳腺及硬塊會呈現白色影像（針狀體）。

乳房攝影術的優點在於它不但可以發現小硬塊，就連沒有成為硬塊的微細鈣化也可以發現。所謂的鈣化是指細胞的殘骸及乳管分泌物的結晶。大多是乳腺症等的良性疾病所造成，但也有一說是其中約有兩成左右是癌細胞壞死後的殘骸。

乳房鈣化的特徵是像針一樣成細線狀，或細分成枝狀，或呈現各種大小形狀的多形性。而沒有形成硬塊的鈣化就很有可能是還停留在乳管中的非侵犯性癌。

乳房攝影術是早期發現乳癌的最佳方法。另外要注意的是，全身用的爽身粉可能會誤判為鈣化，不易分辨，而影響到影像結果，所以在接受乳房攝影術前應避免使用。

備忘小錄

乳房攝影術的輻射量……乳房攝影術使用X光，因此有些人可能會擔心放射線輻射量的問題。其實，一次的檢查所接受的輻射量僅有0.05～0.15毫西弗。放射線也存在於自然界，一般人在生活之中1年約接受2.4毫西弗的輻射量。因此乳房攝影術所接受的輻射量可說是微乎其微。與其擔心輻射量，不如確實做好每年的篩檢，因為乳癌的早期發現更為重要。

乳房攝影術篩檢

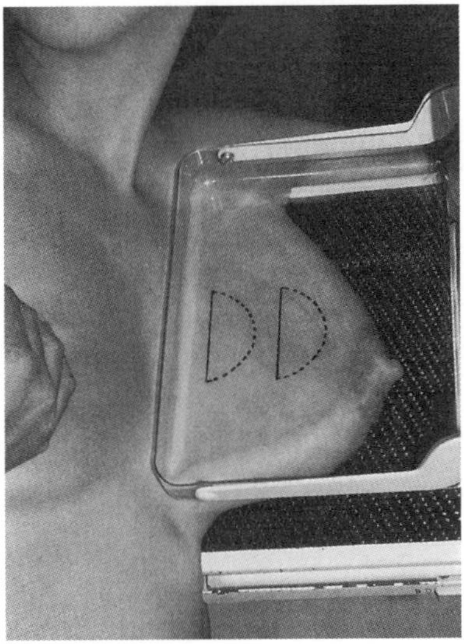

用透明的壓克力板夾住並攤平乳房以利攝影。
照片中的兩個半圓是決定夾住乳房位置的記號。

硬塊的影像（針狀體）。

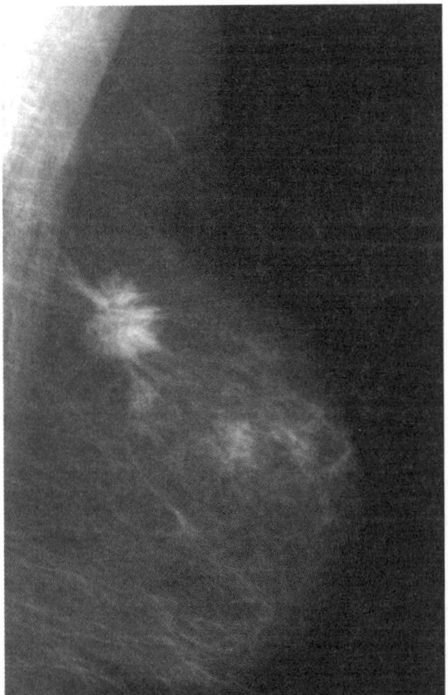

鈣化
如撒上沙粒狀的白點影像。

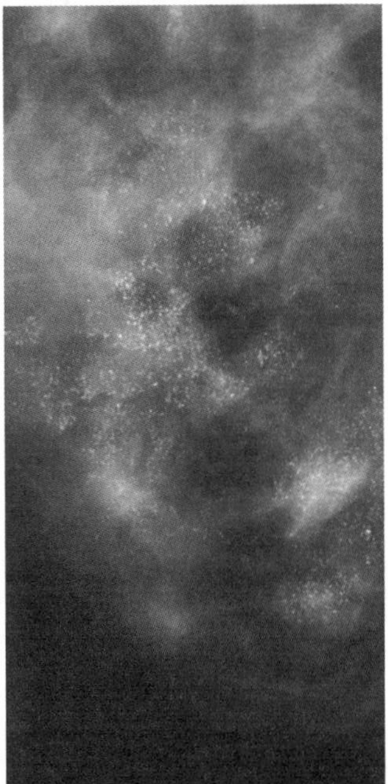

超音波檢查——最適用於篩檢乳腺發達年輕人的乳癌

任何人都可以多次接受的檢查

超音波（超聲波）檢查與X光不同，可以不必擔心放射線輻射量的問題，因此檢查多少次都沒有問題，是懷孕中的女性也可以接受的檢查方式。乳房有傷口或疼痛而無法接受乳房攝影術的人即可選擇超音波檢查。

乳房的超音波檢查時受檢者採平躺姿勢，醫師（或技師）會先在乳房塗上水基凝膠，然後移動探頭（感應器）顯示影像。

患者可以與進行檢查的醫生（或者技師）同時觀看影像。水基凝膠是為了使探頭容易滑動，以徹底檢查從乳房到腋下的每個部位。

40歲以下的女性使用超音波檢查會比使用乳房攝影術更有效

超音波檢查不會照出鈣化的部分，因此較不能發現還未形成硬塊的非侵犯性癌。

此外，乳房攝影時，乳腺與硬塊都會呈現白色影像，缺點在若是乳腺發達的年輕女性則較難以發現乳癌。

關於這點，超音波檢查時，乳腺會呈現白色，硬塊則會呈現黑色影

備忘小錄

超音波……是指超過人類耳朵可以聽得到的音波，頻率超過2萬赫茲以上的高音波。在空氣中可以到達的距離很短，因此無法使用於通訊。然而在水中可以放射超音波，利用音波撞擊到物體反射回來的時間與方向，可以測量海底的地形或潛水艇及魚群的位置（聲納）。也就是說跟山谷的回音是相同的原理。在水中不能使用電波，因此超音波是個重要的探查手段。

像，因此非常適合乳腺發達的年輕女性。

未滿40歲的女性使用超音波檢查的方式會比使用乳房攝影術更加適用。

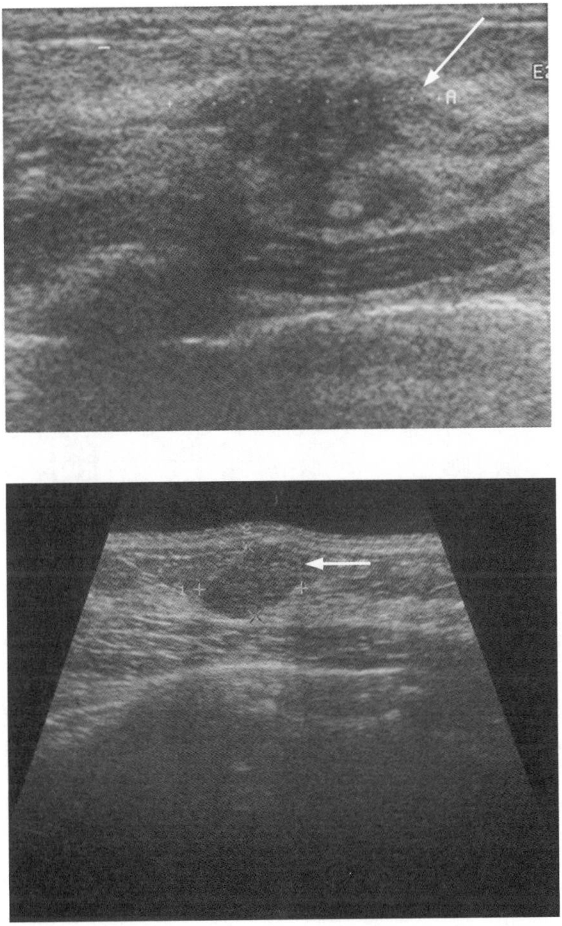

乳癌（上）與良性腫瘤（下）的超音波影像（箭頭是腫瘤的位置）。
與良性腫瘤相較，乳癌比較沒有明顯的邊界。

超音波檢查沒有輻射線的疑慮，特別是懷孕中的女性，超音波還可以提供懷孕的有無、胎兒的健康狀態等資訊，是不可或缺的檢查方法。

穿刺吸引細胞學檢查．切片——可以檢查硬塊的內容物

從硬塊取得細胞進行檢查的穿刺吸引細胞學檢查

細胞學檢查有穿刺吸引細胞學檢查與乳頭分泌物細胞學檢查。

穿刺細胞學檢查是使用細針穿刺硬塊，吸取細胞，檢查是否有癌細胞的存在。但是有時候也會發生因為細針沒有準確穿刺硬塊而無法抽取需要的受檢細胞，導致不能進行正確診斷。乳頭分泌物細胞學檢查則是將分泌物置於顯微鏡下檢查。

此外，也有從乳頭注入造影劑進行拍攝的乳腺管造影檢查，及將內視鏡插入乳腺管進行檢查的乳腺管內視鏡。

但是，最近在其他影像檢查的精準度提高，因此很少會利用乳管造影檢查及乳腺管內視鏡檢查。

可以確定診斷的乳房切片以麥瑪通乳房切片為主流

乳房切片是將硬塊及鈣化的組織取樣，檢查有無癌細胞以進行確定診斷。乳房切片有透過外科手術切除組織的切片檢查（外科切片），也有利用粗針取得部分組織的粗針切片檢查。

備忘小錄

細胞學為檢查的分類……先前，所謂的級數分類，分為從良性的級數1，到惡性的級數5的階段。現今，在確認細胞正確採樣之外，也依序分為「正常或良性」、「鑑別困難」、「疑似惡性」、「惡性」等四個階段。

最近利用粗針切片檢查進行確定診斷的例子較多，而增加患者負擔較大而且有傷口的外科切片檢查則不太被使用。

粗針切片檢查，包括有使用比穿刺吸引細胞學檢查時所使用的針稍微粗的粗針切片檢查，及使用更粗的針進行切片抽吸組織的麥瑪通乳房切片。兩者都是在使用局部麻醉下進行組織切片，但是麥瑪通乳房切片的切開範圍僅有4～5mm。

粗針切片檢查是在超音波下確認硬塊的同時進行穿刺，但若是微細的顯微鈣化則難以達成取樣。在這種狀況下，能精確無誤地採取組織的是立體定位粗針穿刺切片檢查。

立體定位粗針穿刺切片檢查如同乳房攝影術一樣，將乳房固定後用X光拍攝，然後利用電腦做三度空間影像處理以確定硬塊及鈣化的部位，採樣時一邊確定影像所指示的部位，一邊誘導檢針。

麥瑪通的構造

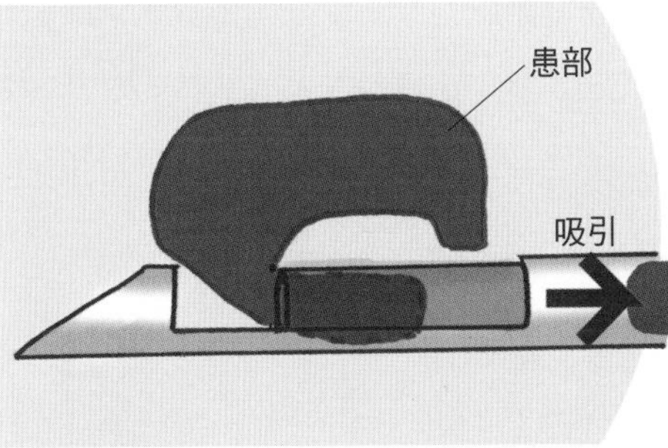

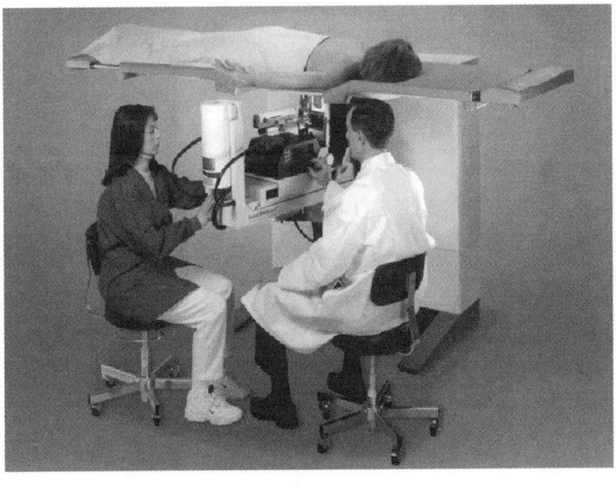

立體定位粗針穿刺切片檢查

其他的檢查——CT檢查、MRI檢查、PET、骨骼閃爍造影術、腫瘤指標

螺旋型CT檢查

CT檢查是對人體進行切面掃描的影像檢查，而如同削蘋果皮似地連續呈螺旋狀回轉進行掃描攝影的是螺旋型CT檢查。由於是高速攝影所以可以降低許多輻射量對人體的影響，並且可以得到高品質的三度空間影像，發現極小的癌症。

若使用顯影劑進行檢查，則可以得知乳癌的轉移情況，所以可使用於決定手術的範圍。

Gadolinium顯影MRI檢查

MRI檢查（核磁共振攝影亦稱磁振造影）是利用磁場原理從人體各個角度進行斷層攝影檢查，此項檢查也可取得三度空間影像。為得知乳癌的轉移情況，會注射Gadolinium顯影劑進行Gadolinium造影MRI檢查（最近因含有乳房磁振造影之意，故又被稱為MRM）。

當癌長到2cm以上就必須補給營養，而為了利用水分運輸養分，會使人體產生新生血管。當注射顯影劑

備忘小錄

PET·CT（正子射出電腦斷層掃描）……PET可以一次進行全身攝影，當癌症轉移，不清楚身上何處發生病兆時，PET便是有效的檢查方式，其缺點是不能鮮明地拍攝出臟器的形狀。相對地，CT檢查可以將臟器拍攝成顯明影像，但無法明顯拍攝出癌症的有無。被研發出來的PET·CT就是利用重疊這兩者影像，同時獲得鮮明的癌症位置及臟器的影像。然而在日本，PET·

後，顯影劑會從新生血管滲出，若能將此拍攝成像，即可正確得知癌症的轉移程度。

使用顯影劑的CT檢查及MRI檢查不僅是決定手術範圍的必要手段，也是了解術前藥物療法讓癌症縮小到何種程度的有效方法。

PET

PET是（Postitron Emmission Tomography）正子射出斷層造影的縮寫。癌細胞大肆增殖時需要大量的葡萄糖，PET是在注射類似葡萄糖的FDG後，將FDG的聚積處拍攝成像的檢查。

因為能夠一次拍攝出全身，所以可以檢查有無癌症的轉移。但因畫質並不鮮明，故無法得知其正確位置。

骨骼閃爍造影術

骨骼閃爍造影術（Scintigraphy）是將放射性質較弱的同位素（Isotope）注入血管，調查同位素在骨骼的沉積情況，藉以得知乳癌是否轉移至骨骼的檢查。

腫瘤指標

癌細胞會釋放到血液及尿液中，因此可用於檢查有無癌症的指標，故被稱為腫瘤指標（參見第146頁）。只需採少量的血液即可進行檢查，主要用於得知是否有復發及轉移情形，是為輔助性的檢查。

CT僅引進於少數的醫療機構。（台灣有多家醫療院所、綜合型醫院都有這樣的設備）

有必要進行骨骼閃爍造影術嗎？……在過去，為能早期發現乳癌是否出現骨轉移，治療後的定期追蹤檢查常常會進行此項檢查。然而，骨轉移時幾乎不可能是無症狀，就算在出現症狀前發現，對於預後的改善也並沒有多大的幫助，甚至還出現過癌症沒有轉移，檢查結果卻出現同位素沉澱的偽陽性等案例，所以此項檢查最近幾乎不被採用。然而，早期發現骨轉移並給予治療，可以預防骨折、緩和疼痛，有助於提升QOL（Quality of life,生活品質）。

乳房自我檢查與篩檢 Q&A

Q 乳房自我檢查可以知道是否為乳癌的硬塊嗎？

觸摸乳房時發現有幾個硬塊，在醫院檢查後得知是屬良性。自己觸摸能知道乳癌的硬塊與否嗎？

A 手指摸到硬塊時請接受檢查。

硬塊是癌症還是良性硬塊，沒有經驗過的人是很難理解的。洗澡時用沾肥皂的手在乳房上慢慢滑動觸摸，查看手指是否觸摸到凸起的硬塊。當觸摸到類似這樣硬塊時有可能是癌，應馬上請專門醫師診斷。若能每個月一次自我檢查，就能發現比10元硬幣更小的硬塊。1元硬幣大約2cm，若比這還小的話就屬早期乳癌，治癒率會比較高。因此建議每個月都能做好乳房自我檢查，及早發現乳癌。最好的方式是能定期到醫院做乳癌篩檢。

Q 使用乳房模型可以幫助了解硬塊的觸感嗎？

以前在接受免費的乳癌篩檢時，曾經試摸過一個藏有硬塊的乳房模型，但最近幾乎沒有看到這樣的模型。請問這個方法真的可以有效了解硬塊的觸感嗎？

A 這是護士與醫師在研習時也會使用的有效方法。

為了解癌症硬塊的觸感，在護士及剛執業的醫師的研習會中也利用內藏硬塊的乳房模型。有些癌症的檢查中心及保健中心也會放置乳房模型，此外在病友會所舉辦的各項活動中也會展示。若有機會的話，建議可以試著摸摸看以了解類似乳癌硬塊的觸感。要提醒的是，並非百分之百準確。

Q 月經週期不規則的人，應該何時做乳房自我檢查？

聽說乳房自我檢查是在月經過後進行的。我的月經一直都不是很固定，應該何時進行乳房自我檢查呢？

A 如果是經期明顯不固定，可以每個月固定一天進行。

乳房的腫漲及硬塊等會隨著月經週期而變化。一般而言，月經前的乳房容易緊漲，月經結束後一週以內最為柔軟。因此建議

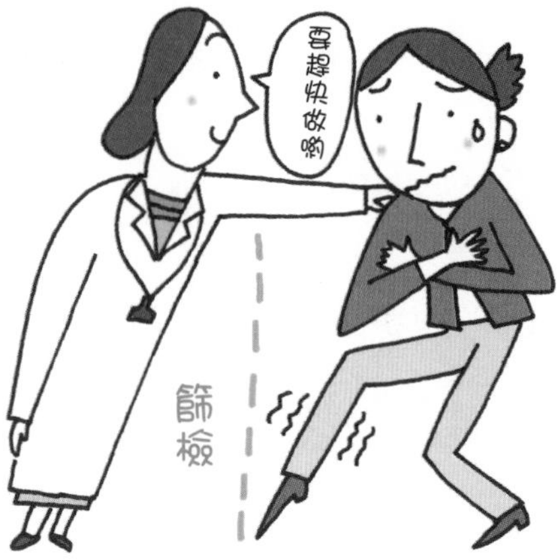

在月經過後檢查，若只是差2～3天，建議只要在月經過後檢查即可。如果差距太大，則建議同停經後女性的乳房自我檢查一樣，選擇自己的生日日期或每個月固定一天進行即可。

Q 因為害怕得知自己罹患乳癌，因此不敢接受篩檢？

我非常理解篩檢的重要性，但是一想到如果自己罹患癌症就會害怕，甚至因此不敢接受篩檢。

A 踏出第一步總是令人感到害怕，下定決心試著踏出第一步吧！

不單只是癌症的診斷，任何事在踏出第一步時總是會令人感到不安與恐懼。但是，請試著踏出第一步吧，妳會發現其實沒有什麼大不了的。乳癌是早期發現就能夠治癒的癌症，甚至還可以保留住乳房。為了不要有「要是那個時候做好篩檢的話就好了」的後悔，那麼就提起勇氣向前踏出那一步吧！

Q 希望能參考第二意見，但找不到可以提供的醫院？

不單只是一個醫師，我希望能夠多聽幾位醫師的意見後再選擇治療方法。但是附近可以接受乳癌治療的醫院只有一家。現在處於希望參考第二意見卻苦於無諮詢之處的狀態……。

A 利用電話諮詢也是一種方法。

接受乳癌治療時，可看其是否為日本乳癌學會所認定的乳腺專科醫師（台灣則看是否為中華民國乳房醫學會所認定的乳房專科醫師）以做為參考標準。但是，乳腺專科醫師都集中在東京及大阪等大都會，因此有些區域可能沒有乳腺專科醫師，可能無法提供第二意見。

這種情況可以試著利用電話諮詢。例如在日本抗癌協會就有提供免費電話諮詢及面談等服務。在各縣市也有抗癌協會的支部可以提供免費諮詢。此外也有醫療院所及團體提供付費第二意見諮詢服務。

建議可先以電話洽詢。（註9）

Q 請問有順利接受第二意見的秘訣嗎？

我跟醫師提起希望接受第二意見，結果醫師的臉色非常不好，所以開始猶豫是否還要接受第二意見。請問有順利接受第二意見的好方法嗎？

A 會令人感到不舒服的醫師還是盡快換掉比較好。

當患者提出想接受第二意見，醫師的反應不是很好時，表示該醫療院所並沒有徹底執行第二意見。徵求第二意見是患者的權利，因此，當要求提供檢查報告時，醫師有義務把它公開出來。患者可以不必客氣地索取所需資料。

請主治醫師提供病情相關資料，然後接受第二意見，再將第二醫師的見解回應給主治醫師是最理想的形式。最後，患者應該與主治醫師協商並討論，是依照最初醫師所提示的治療法，或是有必要重新選擇其他治療法。不能允許患者擁有應當的權利的醫師，建議還是換掉會比較好。

Q 從發現乳癌到開始治療，需要多長的時間？

乳癌的早期發現早期治療極為重要，然而為了尋求第二意見，來來回回之間便花費了2~3

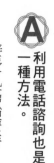

個月。請問從乳癌的發現到接受手術，花多少時間比較OK呢？

A 2個月左右不會帶來太大的影響。

被診斷為乳癌後2個月的期間，對於乳癌的惡化是不會帶來太大的影響。因此應該選擇不悔

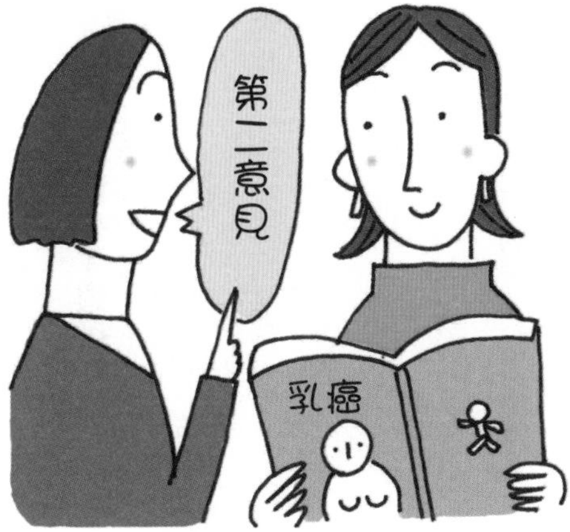

的療程，而不是急於接受治療。建議先搜集各項資料，或尋求第二意見後，再接受自己本身也能認同的治療。（在台灣通常不需要花費這麼長的時間）

Q 如何巧妙地借到檢查結果？

被診斷為乳癌後，決定到其他醫院接受治療，因此希望能借出病理檢查的標本及乳房攝影的底片，但始終借不到。請問有什麼方法可以順利借出？

A 與家人一同出面請求也是個方法……。

曾經有患者請現在的主治醫師向之前的醫師請求取得資料的個例。只是並不是所有的醫師都願意這樣做，很有可能因此而浪費時間。若是一個人借不出資料，可以請家人一起去借，聽說有兩個人一起就可以順利借出的個例。此外，也有人以「親戚有個醫師的朋友說非幫我看不可」的理由借到資料。但是，身體是自己的，不必客氣，堂堂正正提出申請也是很重要的。（在台灣沒有這方面的問題）

Q 不想接受乳房攝影術？

乳癌篩檢項目中有乳房攝影及超音波檢查兩種方式可以選擇。我現在年紀超過50歲，所以可以接受乳癌篩檢，但聽說乳癌攝影很痛，是不是可以只接受乳

房超音波檢查就好了？

A 40歲過後建議接受乳房攝影術。

乳房攝影術可以照出微小的鈣化，因此比超音波更優於發現微小的乳癌。特別是40歲以上的人乳腺較不發達，在乳房攝影術下可以得到鮮明的畫質，若是可以的話，建議選擇乳房攝影術。乳房攝影術是使用兩片板子將乳房夾住固定，在過去的確會造成疼痛，但最近的設備經過改良，造成的疼痛感也較為改善。將乳房壓扁伸長時多少還是會有些疼痛，但這是為了取得更顯明的畫質所需的動作，只需一點點的時間，因此還是建議接受此項篩檢。

Q 年輕的人該如何接受乳癌篩檢？

在工作場所提供的乳癌健檢是40歲以上才有資格，在40歲之前這段期間要如何是好？

A 擔心的話可以接受超音波檢查。

縣市地方政府提供的乳癌篩檢，其對象為40歲以上者，然而最近35歲以上的乳癌罹患率逐漸增加。若有乳癌的家族病史或容易出現硬塊等疑慮的人，建議每年接受一次超音波檢查。年輕女性的乳腺發達，乳房攝影術難以捕捉硬塊的影像，適合利用超音波檢查。

Q 穿刺吸引細胞學檢查及切片，容易導致轉移嗎？

聽說癌的組織受傷後會造成刺激容易導致轉移。穿刺吸引細胞學檢查及粗針切片不會容易導致轉移嗎？

A 機率非常小，可以不必擔心。

理論上，從針刺的路徑流出癌細胞是有可能的。例如黏液癌這類特殊的癌症，癌細胞浮游在黏液中，針刺時癌細胞的確有可能滲出來。然而，流出的癌細胞附著於其他的組織後要長到一定大小的可能性極少。機率大約100萬次中不到一次的程度，因此大可以不必過度憂慮。

第 2 章
為了留住生命與乳房，妳不得不知的乳癌治療全程

最近，乳癌治療有了驚人的發展。為了接受自己也能夠理解的治療，目前有哪些治療方法、自己能夠接受的治療有那些，以及各個治療有哪些利弊等都是不可不知的。
在這裡舉出手術、藥物、放射線照射、乳房重建等有關乳癌治療的全程。和黃金標準一起，將目前的最新治療方法介紹給妳。
建議能與主治醫師做好最佳溝通，並選擇最適合的個人化治療方式。

圖解式 乳癌的診療過程

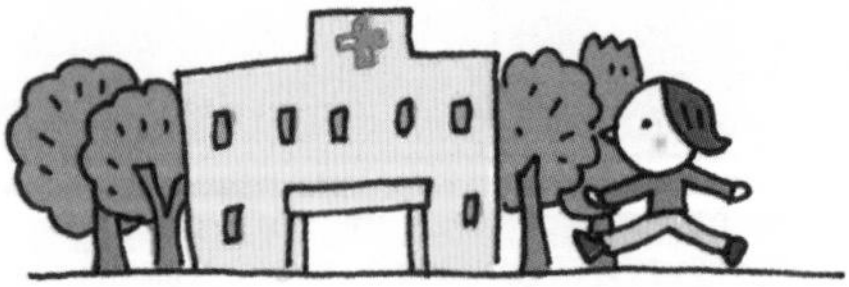

乳癌與診斷
- 治療法的說明
- 在門診進行治療的必要檢查

前哨淋巴結切片檢查（門診）
（在台灣沒有此一方式）

手術前藥物療法（門診）
（6 個月）
（在台灣期間不定）

手術療法（住院或門診）
- 部分乳房切除術（乳房保留療法）
- 乳房切除術
- 乳房重建術
- 前哨淋巴結切片檢查
- 腋下淋巴結廓清

●手術的前一天入院
若沒有引流管，住院期間約需 4 天。
若裝置有引流管者，引流管拔除後隔一天出院（住院期間約需數日至 2 週左右）

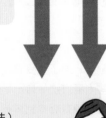

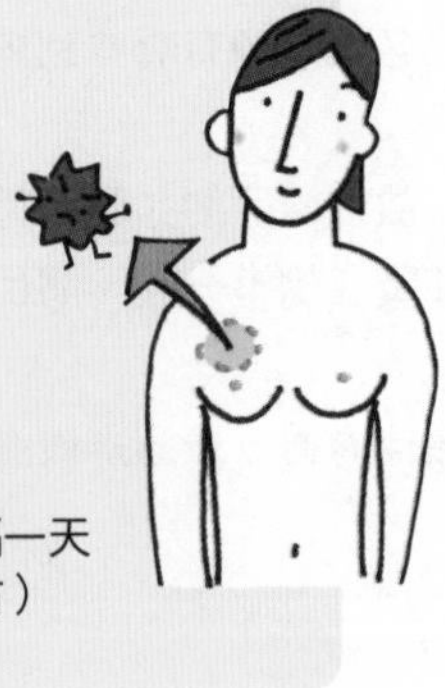

有罹患乳癌的疑慮而接受診治時，想了解自己即將接受哪些檢查及治療是人之常情。每個醫療機構都有所不同，在此介紹聖路加國際醫院的診療過程提供參考。

診斷法（門診）

初診

- 視觸診
- 超音波檢查
- 乳房攝影術
- 細胞學檢查
- 切片（組織切片）
  粗針切片　麥瑪通乳房切片

精密檢查

- CT 檢查
- MRI 檢查
- 超音波檢查

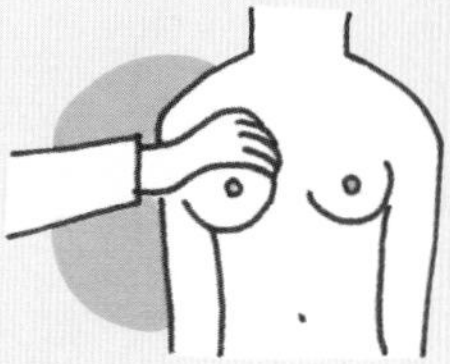

檢查摘除的乳癌組織

- 腫瘤的大小
- 荷爾蒙受體
- HER2 受體
- 核異型度
- 腋下淋巴結轉移的有無

術後化學療法（門診）

（3~6 個月）

放射線療法（門診）

（1 天約 5 分鐘
・平日每日
・5~6 週）

荷爾蒙療法（門診）（至少 5 年）

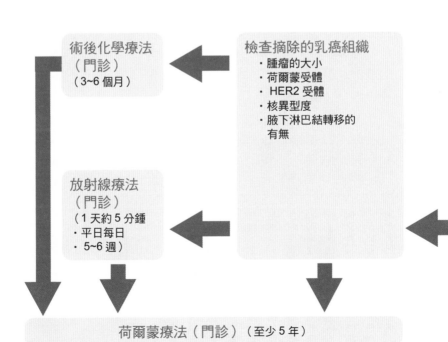

乳癌治療大致的療程

手術療法是乳癌的主要治療方法

在大致了解乳癌診療的流程後，接著來看乳癌的治療流程。乳癌有幾個有效的治療方法，依照癌的轉移程度及性質進行適切的治療組合。

乳癌的治療大致可區分為局部性治療及全身性治療兩種，局部性治療又分別有手術療法及放射線療法。

手術的目的是切除乳房中的乳癌，以預防今後的惡化。手術是治療乳癌的主要方法，特別是非侵犯性癌還未轉移至全身時，藉由手術可達將近百分之百治癒率的重要治療方法。

手術的方法大致可區分為部分乳房切除及乳房全部切除。依切除的範圍，手術分為以下五種。

乳房腫瘤切除術

（Breast tumor excision）

又被稱為乳房圓狀部分切除術，挖除腫瘤的切除方法。本來是為了診斷而進行的方法，但也用於乳房保留手術，如果被認為是乳癌的可能性高，則會切除以腫瘤為中心至腫瘤周圍的1公分處。

乳房部分切除術

（Partial mastectomy）

備忘小錄

日本乳癌治療的起源……華岡青洲是日本最先為乳癌進行手術的醫師。華岡青洲是江戶中期的醫師，200多年前，他以最先在日本使用麻醉而知名。先將麻醉的臨床試驗實施於夫人，確定麻醉效果後，於一八〇五年進行了乳癌的手術。雖然爾後他又為其他部位所發生的癌症及結石進行了手術，然而還是乳房的手術較為有名，患者從全國各地聞聲而來的。

切除以腫瘤為中心至腫瘤周圍的2公分處。將出現乳癌的乳管系統以扇狀切除的方法稱之為乳房部分切除術。這也是乳房保留手術之一。

單純乳房切除術（Simple mastectomy）

切除整個乳房，但保留胸肌與淋巴結。

保留胸肌之乳癌根治手術

切除整個乳房，並進行淋巴結廓清，只保留胸大肌的改良型乳房保留手術（Patey 手術），及保留胸大肌與胸小肌的改良型乳房保留手術（Auchincloss 手術）。

乳癌根治手術（哈爾斯帝特氏乳癌根治手術）

切除乳房、胸肌及腋下淋巴結。

乳癌治療中放射線療法也很重要

放射線治療對於乳癌有很好的效果。乳房保留療法中，會在乳房部分切除後為乳房進行放射線照射，以預防局部復發。若出現有多數淋巴結轉移或腫瘤較大的情況，則會在乳房切除術後為胸壁及淋巴結進行放射線照射以預防局部復發。此外，如果是惡化到無法進行手術，或發生遠端轉移者也會給予進行放射線照射。

降低復發率，提高存活率的化學療法

就算是已經藉由手術將乳癌完全切除，也有可能出現復發。特別是侵犯性癌，檢查中難以發現微小的癌很有可能轉移到身體的任何部位 。這

華岡青洲所研究的「通仙散」是用曼陀羅花調配出來的全身麻醉口服藥。比有麻醉之父之稱的摩頓（William T.G. Morton）所發明的乙醚麻醉法早40年前就已經被使用。江戶時代的日本最先端醫療可說是已達到世界第一的水準。

胸大肌……連接胸部與胸壁的胸大肌也是活動手腕的肌肉。因此在哈爾斯帝特氏乳癌根治手術等的手術法將乳房及胸大肌切除後，肋骨的浮出不僅在美容上造成問題，手腕的活動也受到極大限制。因此胸大肌的保留是維持ＱＯＬ的重要條件。

些藉由手術療法及放射線療法也無法治癒的情況，需要進行全身性治療的藥物療法。藥物療法有化學療法及荷爾蒙療法。化學療法是使用抗癌劑的治療方法，多數的臨床試驗發現它可以降低復發率且提高存活率。通常會進行使用兩種甚至三種抗癌劑的多劑併用療法。專家認為抗癌劑對於乳癌很容易出現療效。最近，也有利用分子標靶治療藥，是以分子的程度攻擊癌細胞的新型抗癌劑。（註10）

藉由長期使用讓預防復發成為可能的荷爾蒙療法

乳癌的六到七成是受女性荷爾蒙的影響，這類的情況最有效的就是荷爾蒙療法。荷爾蒙療法劑中有可使用於停經前也可使用於停經後的抗雌激素劑像泰莫西芬（tamoxifene），另外，只可使用於停經後的Aromatase抑制劑，以及只可使用於停經前的LJ-RH agonist。荷爾蒙療法劑的作用比較溫和，已被確認在長期使用下可以預防復發的效果。

使切除範圍縮小成為可能的術前藥物療法

在過去，抗癌劑幾乎都是使用於手術以後。最近，也增加許多是在手術前使用化學療法及荷爾蒙療法等術前藥物療法。手術前使用抗癌劑及荷爾蒙療法可以縮小腫瘤，讓過去被認為就算動手術也無法切除乾淨的乳癌成為可以進行手術的乳癌，也讓被認為除了將乳房切除以外沒有他法的乳癌可以進行乳房保留治療法。

備忘小錄

《給患者的乳房保留療法指引》……受到女性強烈的要求，乳房保留療法急速普及化。然而卻有因手術後沒有確實進行放射線照射導致無法預防局部復發的病例，或因擔心局部復發而切除過大範圍，使得保留的乳房呈現變形。接受厚生勞働省的贊助，由專科醫師組成「標準性的乳房保留療法實地要項之研究」班，發行了由研究班所編輯的《給患者的乳房保留療法指引》。若想確認醫師所建議的治療方法是否適切，可以此書做為參考（日本 金原出版發行）。（註11）

COLUMN

乳癌的治療歷史

以前所進行的是廣範圍的切除手術

一九〇〇年代初期時首次出現的哈爾斯帝特氏乳癌根治手術被稱之為廣泛性乳房切除術，有很長的一段時間一直被認為是乳癌的標準治療。美國的William S.Halsted外科醫師所提倡的治療是將乳房、胸大肌、胸小肌以及腋下淋巴結全部切除的大手術。很長的一段時間，日本一直以這個方法進行手術，但是這不但會讓傷口過大，且容易使手臂的活動不便或感覺變得遲鈍，甚至造成手臂水腫等後遺症，對患者而言，這項治療的負擔的確過大。然而當時專家一致認為癌症的轉移是經由淋巴結轉移所致，只要是有任何懷疑之處，必須一律切除才能挽救生命，所以在當時進行廣範圍的手術是被認為必要的。

現在I期、II期的乳癌，乳房保留療法是標準治療

一九七〇年代，美國的費雪（Bernard Fisher）醫生等人提出乳癌是全身性的疾病，因此改變了大家對乳癌的看法。之後，經過隨機抽樣式研究的進行證實了淋巴結的有無轉移，正是癌細胞是否潛伏於全身的指標。保留胸肌之乳癌根治手術從此代替了哈爾斯帝特氏乳癌根治手術成為乳癌外科手術的主流。相對於哈爾斯帝特氏乳癌根治手術的廣泛性乳房切除術，保留胸肌之乳癌根治手術被稱為修正式的廣泛性乳房切除術。到最近為止這個方法一直是日本主要的乳癌治療方法。

一直到一九八〇年代，對於乳癌的認知，乳癌不但不再被認為是局部性的疾病，而是全身性的疾病，而且更進一步地，藉由臨床試驗確認了切除乳房與保留乳房，其預後並沒有任何差異。這項結果讓乳房保留療法在世界變得普及。乳房保留療法引進日本的時期較慢，一直到一九八〇年代的後半才引進日本，但進入了一九九〇年代後急速普及，至今仍是I期與II期乳癌治療的主流。

最近，若是腫瘤較大的情況，會先進行術前藥物療法將腫瘤縮小，藉由乳房保留療法的實施增加了保留乳房的可能性。

乳癌的手術療法

乳房保留療法——乳房部分切除術＋放射線療法的組合治療

女性要求提高QOL帶來乳房保留療法的普及

乳房保留療法之所以普及，是源於一九七二年至一九八九年進行了六項臨床試驗的結果。其中最有名的是一九七三年於義大利所進行的試驗及一九八五年在美國所發表的試驗報告。一九七三年的臨床試驗中，將700名患者隨機分組，分別為接受哈爾斯帝特氏乳癌根治手術及接受乳房保留療法的兩組以做比較。所得到的結果是確認了轉移的出現率及存活率兩者皆無差異。一九八五年的試驗中也是隨機分組試驗將患者分組成乳房部分切除術、乳房部分切除術＋放射線療法及乳房切除術的三組以做比較。這項試驗的結果也發現其存活率並無差異。也就是說，從這些試驗結果得知，切除大部分的乳房並沒有帶來任何意義。

備忘小錄

臨床試驗……為了可以在臨床上使用受到認可的新醫藥品所進行的試驗，也稱之為治療試驗。臨床試驗的階段有以健康人為對象，調查安全性的第一相試驗；以患者為對象（抗癌劑的話以癌症患者為對象）進行調查藥物效果的第二相試驗；將接受新藥治療的患者及只接受標

對於女性而言，失去乳房是一件極為嚴重的損傷。既然存活率並無差異，那麼又何必要失去乳房呢？乳房保留療法之所以會急速普及，其背景來自於女性的期待與需求。目前，I期、II期乳癌的治療以乳房保留療法為第一選擇。

乳房保留療法的實施率依醫療院所而有所不同，但現在估計日本整體上，乳癌手術有一半是採用乳房保留療法。附帶一提，目前聖路加國際醫院約有七成的患者是採用乳房保留療法進行治療。

手術邊緣陽性

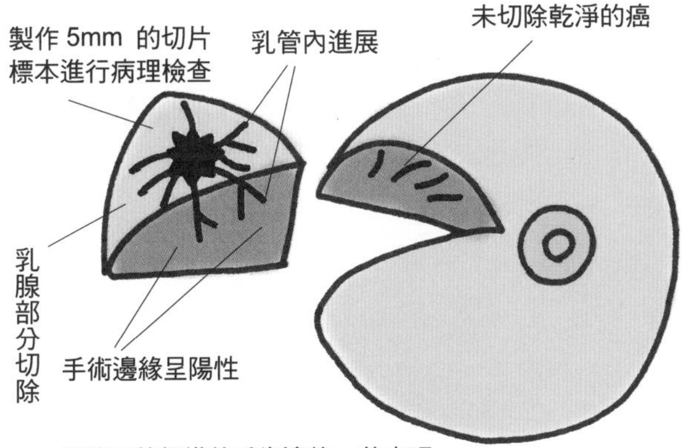

切除下的組織的手術邊緣，若出現癌細胞則表示癌殘留的可能性高

乳房保留療法是與放射線療法組合的治療方法

如同前面所述，多項的臨床試驗中顯示，乳房全部切除與部分切除的存活率並無差異。但若從手術患側乳房的局部復發率來看，採用部分切除者的局部復發率有稍微偏高的結果。

癌症的手術為了不殘留癌細胞，

準治療的患者分成兩組，比較其效果及安全性的第三相試驗的三個階段。

對於新開發出來的手術方法也會將標準治療及新治療法實施於患者，檢查其安全性及效果。特別是癌症治療以延壽效果做為重點。其結果，若判斷出新的手術方法安全性較高且具有延壽效果，則以新的手術方法做為黃金標準。

比較試驗時，採用最高信賴的隨機對照試驗，為患者進行醫師及患者都不知情的分組，以調查安全性及效果。隨機分組是為了排除就算藥物之中只是含有水或小麥粉，只要認為藥物有效就會發生效果的心理作用所造成的影響（稱之為安慰效果）。

完全的切除是有必要的。為此，會進行磁振攝影MRI之類的醫學影像檢查，且在腫瘤確認出安全區域後進行切除。雖然做到這些，仍有可能殘留微小的癌細胞。

此時，將切除後的組織每間隔5mm切片製作標本，然後進行顯微鏡檢查。特別是切除後的端口（切口），我們稱之為手術邊緣，重點是，此處是否存在有癌細胞。手術邊緣及手術邊緣內5mm處若有癌細胞，稱之為手術邊緣陽性，可推測癌細胞殘留於乳房的可能性極高。此時，更加擴大切除範圍，直到確認手術邊緣為陰性為止。（要切除邊緣像超過5mm或是2mm仍有爭議）

只是，儘管如此慎重的防止癌細胞殘留，仍然不能確定100%完全切除，而殘留的微小癌細胞終究有可能長大。為了防止這樣的局部復發，會在切除後的乳房側進行放射線療法。因此所謂的乳房保留療法是指乳房部分切除術與放射線療法的組合療法。

不適合採用乳房保留療法的病例

是否可以採用乳房保留療法，有許多人會誤以為其決定於腫瘤的大小，其實並不只是如此。《乳房保留療法指引》中所建議的腫瘤大小為3cm以內，如果考慮美觀上的問題，則建議在4cm以內。然而，如果乳房本身較大，切除的腫瘤稍微大一點對於美觀應該不成問題；相反地，如果乳

備忘小錄

乳房保留療法及放射線……

《給患者的乳房保留療法指引》中有明記「乳房保留療法是手術及放射線照射兩者皆進行，以期待根除癌症的共同治療」。藉由放射線照射可以提高預防手術側乳房的局部復發。也有人即使不接受放射線照射也不曾復發，但目前尚不了解什麼樣的情況可以不必接受照射。如果因為沒有照射而導致乳房的局部復發，則必須切除乳房，那麼之前乳房的保留術也都沒有任何意義了，因此，放射線照射是被列為必須的。若僅是乳房的局部復發，專家認為只要在發現當下馬上進行乳房切除等治療，則存活率不受到影響。

房本身較小，儘管腫瘤再小，進行乳房保留療法所帶來的美觀方面的價值並不高。總之，它是要決定於腫瘤大小與乳房大小，兩者之間的平衡。

腫瘤再小，如果在乳房有兩個以上的腫瘤，則每處皆需殘留傷口，那麼保留乳房的價值並不高。此外，乳房攝影下若發現乳房的大部分出現鈣化，有時很難在切除時不殘留癌細胞。乳癌的形態依個人有所不同，因此手術前應與主治醫師做好良好溝通，以確認能保留多少的乳房。

進行乳房保留手術後的乳房

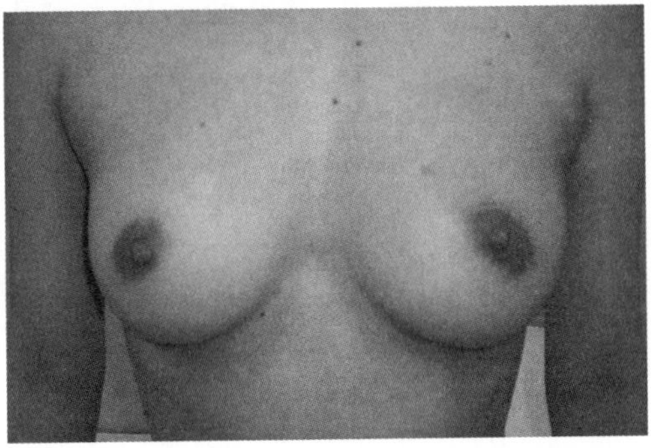

此外，除了懷孕中不能進行放射線療法外，膠原病重症的患者、手術側的胸部有對放射線照射出現障礙者，以及拒絕接受放射線照射者也皆不適合成為乳房保留療法的對象。

乳房保留療法的手術方式有兩種

乳房保留療法的手術方式有乳房圓狀部分切除術與乳房扇狀部分切除術兩種（參照第77頁圖）。

膠原病……身體的結締組織發生變化所產生的疾病總稱，而非病名。最初是因為發現結締組織的膠原纖維出現變化，所以將其稱為膠原病，但之後經過研究發現是全部的結締組織都發生變化。結締組織是為細胞與細胞、細胞與血管做連結的組織，細胞由結締組織中的膠原纖維、彈力纖維及網狀纖維等纖維支撐。

膠原病中最為人知的有慢性關節風濕症、全身性紅斑狼瘡（SLE）、硬皮症、皮肌炎、多發性動脈炎及乾燥症候群等。專家認為膠原病有許多是原應保護自體的免疫功能反而攻擊自體的自體免疫疾病，原因至今仍不明確。

乳房圓狀切除術是以腫瘤為中心，在安全的考量下將周圍的1~2cm的正常乳腺一同切除。因為切除範圍較少，故可減少乳房變形的可能性，然而癌細胞殘留的可能性相對地也就比較高。

乳房扇狀部分切除術是以乳頭為中心，將包含有腫瘤的乳房進行扇狀切除。因為乳癌在乳管呈扇形擴散，故以此法進行切除。這個方法的切除範圍較廣，所造成的乳房變形較大，但癌細胞殘留的可能性較小。但是一般來說，像這樣的手術方式，依乳癌的擴散情況，切除範圍及方法也各有不同。

較大的乳癌使用術前藥物療法縮小再進行保留手術的狀況

在過去，藥物療法一般會在手術後進行。最近則在手術前進行術前化學療法及術前荷爾蒙療法。此方法是為乳癌較大的患者在手術前藉由進行藥物療法縮小乳癌，以使乳房切除範圍減少的方法。甚至有Ⅲ期乳癌使用術前藥物療法讓乳房保留療法成為可能的例子。

當然，並非所有的病例都能達到縮小的效果，根據縮小的形態也有無法接受乳房保留療法的情況。舉例而言，若是縮小成只有一個部位的侷限型縮小形態則可進行乳房保留療法，但若是縮小成許多部位的樹枝狀殘留型縮小形態則較難進行乳房保留療法。

備忘小錄

年齡與乳房保留療法……35歲以下的年輕女性在乳房保留手術後，乳房內的乳癌復發率極高，如果是手術邊緣陰性，且進行放射線照射的話，與其他年齡層的復發率沒有差異。因此，並沒有所謂的年輕就不能進行乳房保留手術之事，但包含手術後的藥物療法，確實做好預防復發是很重要的。

癌的發生部位與乳房保留療法……乳房保留療法最初出現時，有些醫療院所曾將乳頭附近出現乳癌者排除保留療法的治療對象。然而，專家指出若是手術後切除夠乾淨且進行放射線照射的方法，並不會提高復發率。

乳房保留療法的手術方式

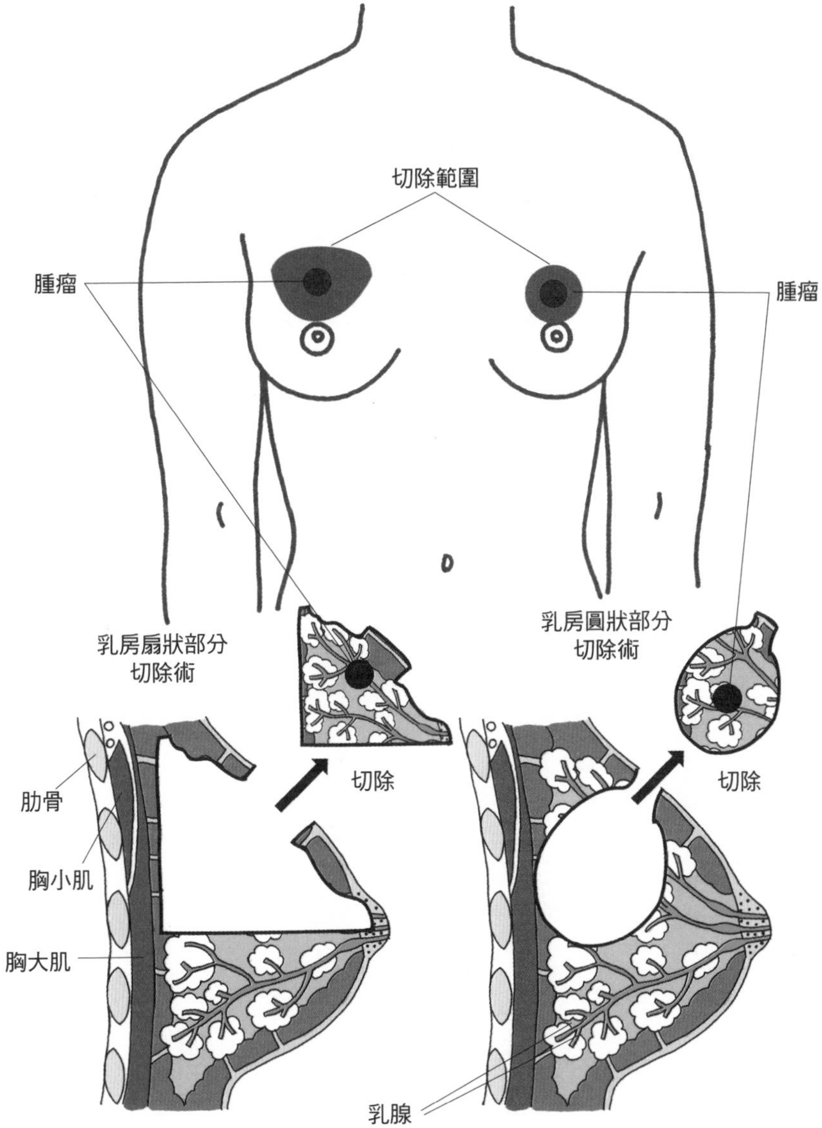

前哨淋巴結切片——不將全部腋下淋巴結進行廓清的手術

進行淋巴結廓清與不進行淋巴結廓清，其存活率並沒有不同

有很長一段時間，進行乳癌手術的同時也廓清腋下淋巴結。其結果是造成患者的上肢水腫及感覺遲鈍，或手腕活動不良等後遺症。

乳癌手術，對於QOL造成的最大損傷就是淋巴結廓清。但是淋巴結廓清仍然被持續進行，原因在於人們認為癌轉移是經由淋巴結所進行，依照淋巴結有無轉移以及轉移的數量，預測乳癌的預後以決定往後的治療方針，所以一直以來都有進行淋巴結廓清。

然而，隨著研究的發展，專家認為乳癌若已到侵犯性癌的階段，癌細胞就不再只是藉由淋巴結擴散，而是透過血液散布到全身。

也就是說儘管廓清了淋巴結也仍無法完全防止乳癌的轉移。而且根據統計，發現不論有無進行淋巴結廓清，也不會改變遠端轉移的比例及存活率。因此到底是否真的有必要進行會伴隨後遺症的淋巴結廓清，對此產生了一個疑問。

因為有這樣的背景，於是出現了

備忘小錄

廓清……淋巴結埋在脂肪組織中，若只摘除淋巴結是相當困難的，因此有必要進行切除時，會將周圍的脂肪組織一併摘除。淋巴結切除時並不說切除而說廓清，主要就是因為採用這樣的手術方式的緣故。

所謂前哨淋巴結切片之新療法。

前哨淋巴結是癌細胞最先到達的淋巴結

乳癌的淋巴結轉移並非無秩序的發生。根據最近的研究發現，它有一定的路線，而癌細胞最先流到的淋巴結僅限一、兩個。因此，如果能檢查出那些淋巴結沒有出現轉移，便可推斷乳癌並沒有轉移到其他的淋巴結，而腋下淋巴結也沒有必要全部拆除。前哨淋巴結切片就是基於這樣的想法而進行的。

雖然稱之為切片，但也是治療法之一。通常是在乳房手術的同時進行的，但也有在門診（在台灣沒有）或短期住院期間單獨進行前哨淋巴結切片的例子。前哨（Sentinel）有「監視」及「哨兵」之意，就像是監視癌細胞是否有侵犯過來的哨兵。

前哨淋巴結

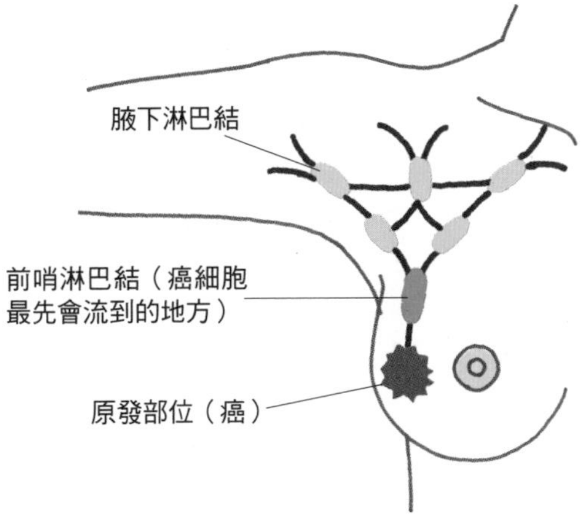

RI……是指放射性同位素（RadioIsotopes），一般稱Isotope。Isotope釋放出的放射線穿透力很大，即使微量也可檢測出來，因此被拿來運用於醫療檢查。放射能非常弱，馬上就會消失，因此檢查如果是使用Isotope，對身體並不會產生影響。

使用放射性物質及色素找出前哨淋巴結

為了尋找前哨淋巴結，醫療人員會使用放射性同位數（RadioIso-topes,RI）及藍色色素。首先，將這兩項注入乳癌附近或乳暈之皮下，然後將會對放射線物質出現反應的放射性物質探測器（Gamma probe）放在皮膚上探查RI。對反射性同位素產生反應的地方就是前哨淋巴結，在產生反應處做上記號並在正上方切開2~3cm。然後再將被染成藍色的淋巴結切除，並且馬上把它放到顯微鏡下檢查是否有癌細胞。如果檢查的結果發現並沒有癌細胞，就可以斷定乳癌並沒有發生淋巴結轉移，即可縫合傷口。如果發現有癌細胞，則表示已有淋巴結轉移，此時得擴大切口進行一般的淋巴結廓清術。

前哨淋巴結切片正急速普及中

雖說是劃時代的前哨淋巴結切片，但仍有尚未克服的問題存在。例如，有找不到前哨淋巴結的罕見例子，或利用此法發現的前哨淋巴結並沒有出現癌細胞的轉移，之後卻發現有腋下淋巴結轉移，甚至也有手術時的檢查結果被術後的病理檢查推翻的例子。

早已在大約10年前便開始進行前哨淋巴結切片的美國，現在正進行大規模的臨床試驗。結果顯示，前哨淋巴結切片的確可能需要重新評估，但在美國，前哨淋巴結切片仍然是普遍

備忘小錄

QOL……Quality of Life的略語，翻譯為「生活品質」。癌症是攸關生命的疾病，因此很長一段時間只將目標放在救助生命之事，舒適地度過充實的生活一直有被忽視的傾向。然而就算延長了壽命，每天處於痛苦、心情鬱悶的生活，也難以感受到存活的意義。因為有這樣的反省，最近追求除了救助生命，且不損QOL的治療。

從哈爾斯帝特氏乳癌根治手術至保留胸肌之乳癌根治手術，然後進展到乳房保留療法，甚至到前哨淋巴結切片檢查的乳癌治療史，一路走來也是在尋求提升QO

的治療法，在日本，前哨淋巴結切片也正在急速的普及化之中。這或許是因為癌治療已從能夠挽救生命就可以滿足的時代發展到重視QOL的時代之故。

前哨淋巴結切片的方法

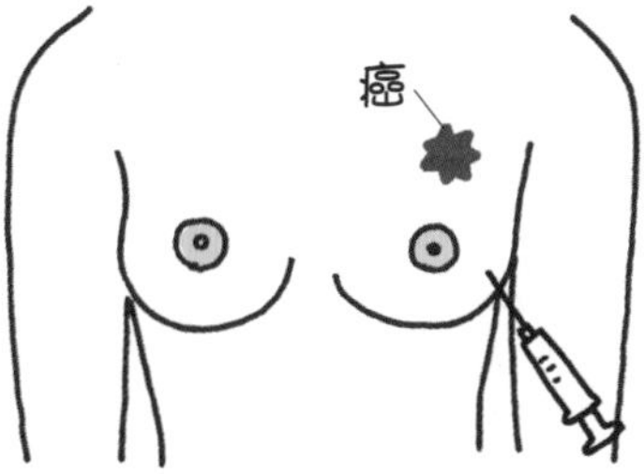

①在乳癌或乳暈附近注射RI及藍色色素。

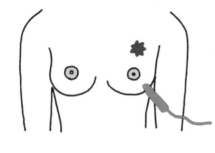

②使用會對放射性物質產生反應的放射性物質探測器探測RI，尋找癌細胞會最先流到的淋巴結。

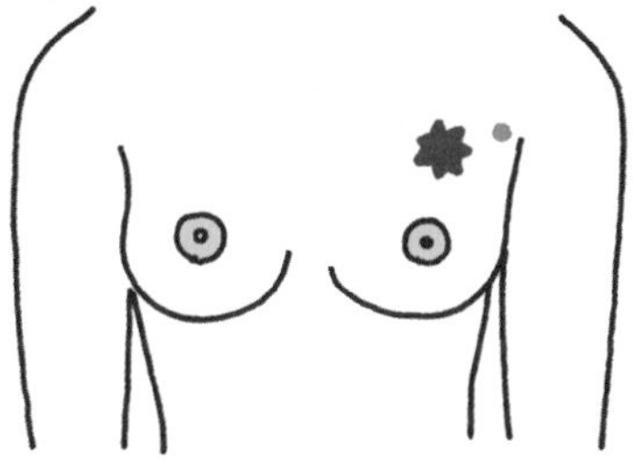

③在出現反應的地方做上記號並在正上方切開，切除前哨淋巴結檢查是否有癌細胞。

L。

此外，現在的癌症末期的醫療特別重視QOL。昔日，癌症末期患者忍住痛苦步入人生最後一幕的人並不少，但最近的醫療善用藥物，幾乎所有的疼痛都能獲得適當控制。

乳房切除術——將乳房全部切除的治療方法

無法採用乳房保留療法時所進行的手術

當乳房保留療法無法進行時，會進行乳房全部切除的手術。例如，腫瘤已經很大，就算只有進行部分的切除也會造成乳房嚴重變形，此外若鈣化狀況已經擴散到整個乳房等情況也無法採用乳房保留療法。

乳房切除術依胸肌保留程度及淋巴結的廓清範圍而有所不同，分別有以下的幾種方法。

單純乳房切除術

保留胸大肌及胸小肌，並進行前哨淋巴結切片。非侵犯性癌者主要採用此法進行治療。專家認為沒有侵犯的乳癌為局部性的疾病，因此若能切除則有將近百分之百的治癒率。然而，最近有越來越多的例子是進行乳房保留療法。

保留胸肌之乳癌根治手術

有保留胸大肌及胸小肌，淋巴結廓清至level 2的Auchincloss手術及保留胸大肌，切除胸小肌，淋巴結廓清至level 3的Patey手術兩種。淋巴結的level是指從腋下朝鎖骨方向的階段之意，為1、2、3階段由下往

備忘小錄

引流管……幾乎多半不使用於乳房保留療法，在進行乳房切除術及腋下淋巴結廓清術時大多會將引流管放置於乳房內。手術後的傷口會滲出血液及體液，引流管是將其引流出體外的導管。裝置有引流管的期間不能出院，因此住院日數也會比較長。（目前在台灣，均可將引流管帶著出院回家）

乳房切除術

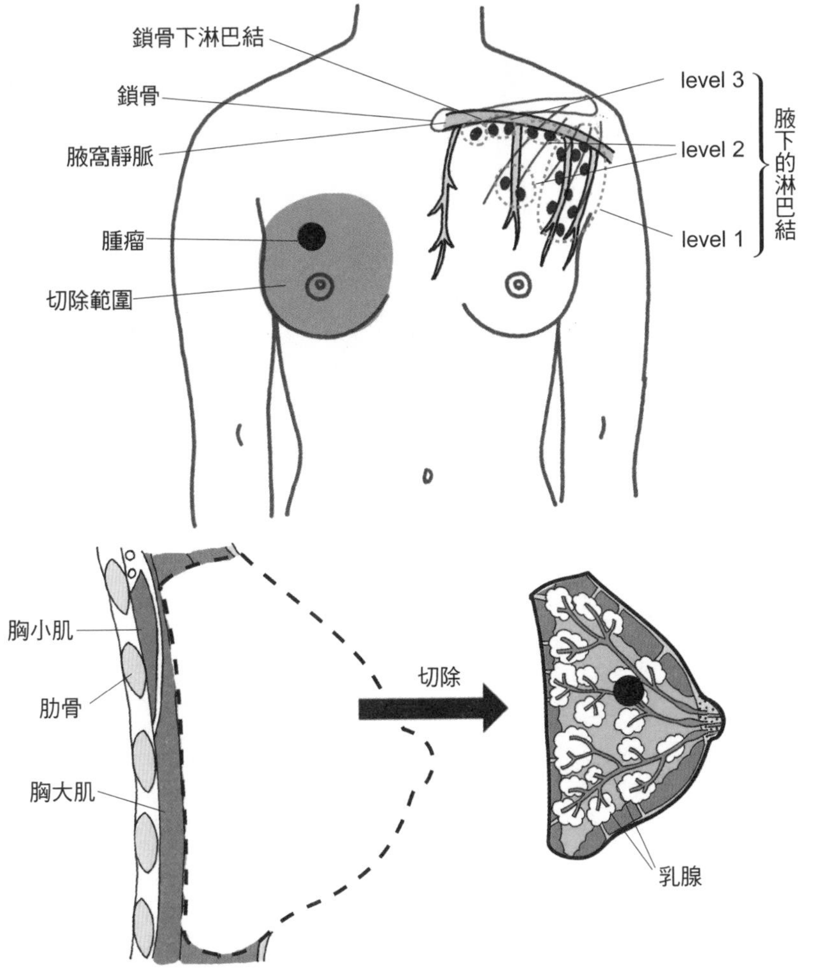

Informed Consent……「知情後同意」，提倡的背景是在於專家認為醫療上應該保障患者權利的考量。有很長一段時間，醫療是醫師所執行之事，有關治療的選擇並沒有考量到患者的意見及期望。特別是在日本更是有此強烈傾向，然而，醫療並非醫師單方面執行之事，主要在於漸漸地加入患者本身的想法。若是遵照這個想法，接受什麼樣的治療，最終應由患者親自決定才是。

然而，對非醫療專業的患者而言，並不清楚什麼樣的治療比較合適，因此越是需要身為專家的醫師提供資訊。此時有關醫師所說明的疾病及治療方式，並非只是接受說明，而是患者應該請

胸肌保留切除術後的乳房

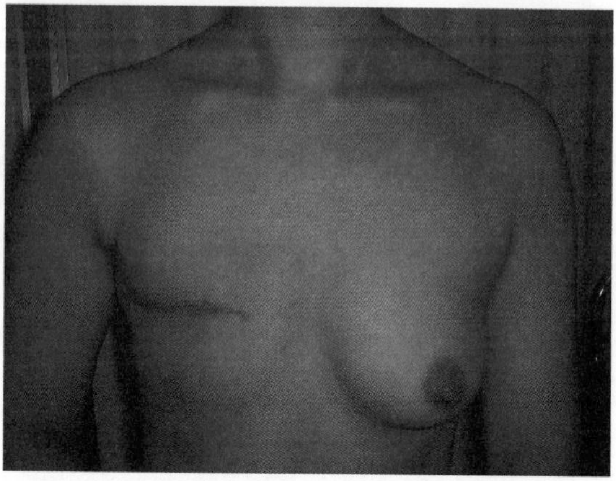

上。乳房切除術中 Auchincloss 手術可說是其標準治療。

乳癌根治手術

（哈爾斯帝特氏乳癌根治手術）

切除胸大肌及胸小肌，並且廓清腋下淋巴結的手術。全乳切除，切除範圍極大，對於身體的負擔也相當大，但其存活率卻與其他手術並無異，故最近幾乎不被採用。

病期ⅢA期為止的患者可以進行手術

一般，可以進行手術的是到病期分類的ⅢA期為止的患者。ⅢB期及ⅢC期的乳癌進行手術所得效果並不顯著，而Ⅳ期的狀況是已出現全身轉移，此時動手術已無任何意義。

此外，在接受乳房切除之後還有乳房重建（參照第138頁）的選擇。

教身為專家的醫師他的想法及建議，患者與醫師可說是醫療上的共同夥伴。

最近，Informed Consent（知情後同意）更進一步地發展，Informed Choice（知情後選擇）的用詞也被使用了。

COLUMN

熱門的治療法

健康保險也可以給付的內視鏡微創手術

在為膽結石及大腸息肉等消化器官進行手術時，內視鏡被廣泛地使用，一九九〇年代的後期開始，乳癌的治療也開始可以進行內視鏡微創手術。

內視鏡微創手術的好處在於切開的傷口很小。比通常的乳房保留療法的傷口更小，對於美觀方面，可說更為優越。特別適用於乳管內出現多數腫瘤者或已擴散開來者，從小傷口將乳腺全部摘出，同時進行乳房重建手術。

健康保險也可以適用於內視鏡微創手術，所以可以不必擔心高昂的治療費用（註12）。但是實際上有進行此項技術的醫療機構非常少，而且還有手術時需花費較多時間等問題仍然存在。

利用超音波不必動手術的治療法

也有使用磁振造影導引下聚焦超音波，這是將多數的超音波集中於一點，燒灼乳癌的治療方式。與手術不同，完全不留傷痕，而且也沒有全身麻醉的需要，只需止痛劑及鎮定劑即可提供治療。照射超音波時會有熱感，但並不會造成患者的痛苦，是患者負擔少的治療法。此方法已普遍利用於治療子宮頸癌，但在治療乳癌方面，目前仍在進行臨床試驗研究其有效性及安全性。

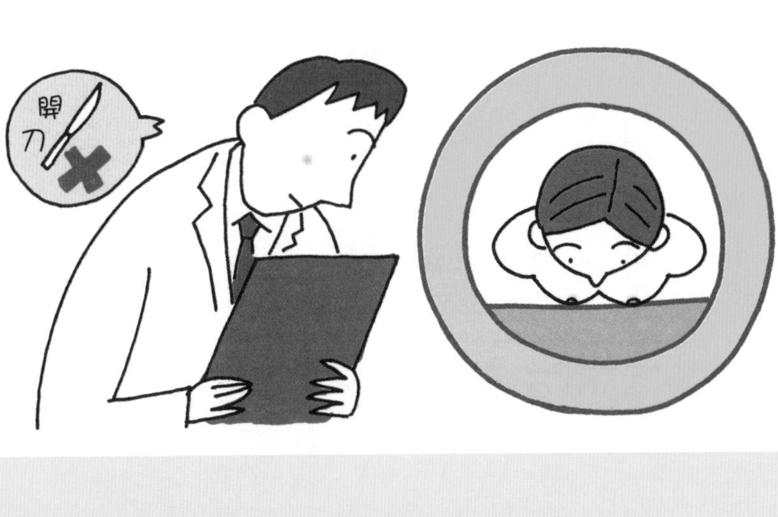

手術療法 Q&A

Q 不論是保留乳房或是切除乳房，復發率都是一樣的嗎？

因為擔心出現復發．轉移所以接受了乳房切除手術，但聽說乳房不論是切除或是保留，其復發．轉移率都是一樣的。這是真的嗎？

A 若是Ⅰ期、Ⅱ期的話，復發率是不變的。

專家曾經將早期乳癌的患者分成兩組，一組為乳房切除手術治療群，另一組則為放射線照射治療群，以調查其復發率及存活率的大規模臨床試驗。一九八五年的第一次報告結果顯示，若是Ⅰ期、Ⅱ期的乳癌，兩組的復發率及存活率皆同。不論是將乳癌以包裹住似地完全摘除後，再於保留下來的乳房上照射放射線，或是乳房全部摘除的兩種情況皆獲得同樣的成績。

這項試驗是在美國進行，並且在經過長期追蹤調查所獲得的結果不變。保留療法治療群的乳癌大小約4cm。日本的《乳房保留療法指引》中，建議適用保留術的乳癌大小為3cm以下，若考量美觀則建議到4cm為止。

Q 前哨淋巴結切片可以得知有無轉移嗎？

僅調查1、2個淋巴結就真的可以得知是否轉移嗎？如果沒有轉移至前哨淋巴結但事後卻又發現轉移至其他淋巴結，會不會造成預後不良？

A 並非百分之百可以得知，但不會影響預後。

前哨淋巴結是癌細胞順著淋巴的流向所到達的第一個淋巴結。就如同是一個關卡，理論上若沒有轉移至此，就不會轉移至其他淋巴結。如果前哨淋巴結出現轉移時，會取出其周邊的淋巴結檢查有無轉移；若有出現轉移則要做腋下淋巴結全部廓清，然後做病理檢查，再看轉移數量是在3個以內、4~9個或10個以上。淋巴結轉移的數量越多，越容易復發，必須採取更強勢的手段預防復發。

實際上，也有沒有轉移至前哨淋巴結，但卻有數個百分比是轉移至其他淋巴結的例子。但是在發現淋巴結轉移時若能立即除去淋巴結且進行適當的治療，其預後並不受到影響。所以，雖然多少還有些問題存在，前哨淋巴結切片仍是備受信賴的診斷方式，且又可免於淋巴浮腫等困擾，專家認為對患者而言是項有價值的治療方式。（台灣的醫療院所也有進行前哨淋巴結切片的手術）

一九九八年12月，作者在日本首次發表了有關前哨淋巴結切片的論文。其後已經7年，根據日本乳癌學會調查報告顯示，駐有認證醫師（乳腺專科醫師）的設施中約5~6成的設施有進行前哨淋巴結切片。

Q 乳癌手術後會有多痛？

乳癌手術後疼痛的程度如何？我很怕痛，對此相當擔心。

A 幾乎不會造成疼痛。

基本上，與消化器官的手術不同，乳房的手術在術後幾乎不會感到疼痛。最近的手術盡量保留住神經及血管，淋巴結切除時也盡量縮到最小限度等，達到縮小切除範圍。

醫師會給予病人手術後出現疼痛時服用的止痛劑處方，但大多都不會用到。

廓清腋下淋巴結後，手臂上下舉時會造成疼痛，但這也只有在初期會出現，可藉由復健逐漸解除疼痛。

Q 手術當天可能會有月經來？

手術當天可能會有月經來，我該怎麼處理？還是可以接受手術嗎？

A 基本上是不會對手術造成問題。

即使月經來也不會對手術造成任何影響，不必為了月經而改變手術的計劃。乳房的手術大多在兩小時內即可完成，麻醉醒後也可以去上廁所。所以不必擔心，請接受手術治療。

Q 手術後，手臂難以上舉的情況會持續多久？

可能因為接受淋巴結廓清術的關係，手臂一直無法上舉，請問這樣的情況會持續多久？

A 若能持續復健，2~3週即可改善。

接受淋巴結廓清術後的確會出現上臂難以舉起的現象，但如果能確實做好復健，即可使上臂的活動情況得到改善。若是不了解正確的復健方法，可請教復健專家的復健師。若是現在的標準廓清術，經過兩週的復健即可使患側的手臂舉起與未接受手術側的手臂相同程度的高度。

最近，進行前哨淋巴結切片的例子增加，就算出現前哨淋巴結轉移，若醫師認為沒有轉移至其他淋巴結，大部分是以調查性質取樣周邊幾個淋巴結後結束。有時後也會取樣周邊10~15個左右的淋巴結進行調查，但已經逐漸減少過去的淋巴結廓清術。

（在台灣如前哨淋巴結已有轉移，再進行腋下淋巴結廓清）

Q 接受淋巴結廓清術後，要維持多久避免提取重物？

因為會造成接受淋巴結廓清術的患側出現浮腫，有被提醒需注意避免提重物。但我常無意間發現自己手拿重的手提包。請問手術後多久期間以內需注意避免拿重物？

A 一輩子都不可以拿會造成手臂損傷的重物。

長時間提重物是造成手臂瘀血、淋巴浮腫的原因。但是當意識到時已經拿著重物程度的話，也許東西並不是那麼地重。此外，真的拿重物時，洗澡及晚上睡前順著淋巴液的循環進行按摩的話，可以預防浮腫現象。睡覺時將手術患側置於下方也會造成瘀血，因此也需加以注意。

提重物時最需注意避免重物使得手提袋的繩子勒進手臂造成皮膚受傷，因為只要有傷口就可能造成細菌感染。所以一輩子都要注意不讓接受手術的患側受傷。

Q 接受淋巴結廓清術後要維持多久避免受傷？

曾被提醒接受淋巴結廓清術後很容易受傷，所以就算小傷口也需做好消毒。這項注意需要維持多久？

A 關於細菌及病毒感染須注意一輩子。

淋巴結是防止細菌及病毒侵入人體的前線基地，因此廓清了淋巴結也就代表基地已呈弱勢。也就是說，細菌及病毒容易侵入的狀態，因此即使是小傷口，如果沒有確實做好消毒，傷口的治癒情況會較慢，如果引起感染，則會引發淋巴浮腫。有些人會在整理庭院等搬弄沙土或去海邊玩時引起感染。尤其是手指頭特別容易受傷，在進行容易受傷的作業時，務必戴上手套，受到小小的創傷也要記得確實做好消毒。這是一輩子都得注意的事項。

Q 術側的肩膀可以接受針灸嗎？

曾被告知不要在接受淋巴結廓清術的患側進行注射。但是肩膀僵硬，是不是也不可以接受針灸呢？

A 肩膀僵硬時建議做體操及按摩。

注射、針與灸等都是在消毒下所進行的，故並非不可在接受淋巴結廓清術側進行。然而，如果留下小傷口，日後也有可能引起感染，所以才會被提醒要注意。肩膀嚴重僵硬時，建議藉著做體操、按摩或洗澡暖身等方法來消除。

Q 術後不舒服的感覺會持續多久？

乳房切除後，患側的腋下及其周邊出現麻痺。這會持續一輩子嗎？此外，寒冷季節時，胸部會感到不舒服，這也是會一直持續下去嗎？

A 一直有不舒服的感覺時，建議寒冷時做好保暖。

手術進行時醫師會小心留意盡量保留神經及血管，但有時依病況不同還是會切到。如果切到知覺神經，會造成知覺麻痺及感覺不協調。若神經被切到，數日後周圍的神經會進行修補，但若損傷範圍過大，麻痺及不協調感將有可能殘留一輩子。

特別是在寒冷的早晨起床時，或遇到寒風的時候，可能會出現微恙感或感到短暫性的疼痛。預防的方法是盡量不讓身體發冷。建議穿著保溫效果佳的內衣保暖，若沒有出現麻痺感，則可以將暖暖包貼在衣物上取暖。

如果有出現麻痺感，比較無法感覺到熱，這可能會導致低溫燙傷，因此建議使用暖暖包以外的保溫法較為安心。此外，就算沒有出現麻痺，若長時間在同一處使用暖暖包也有可能造成低溫燙傷，所以使用時記得隨時貼換暖暖包的位置。

Q 一定得進行手術治療嗎？

我曾聽說過乳癌是全身性的疾病。若真是如此，使用手術切除乳癌是否還有其意義呢？若是使用藥物的話可以影響至全身，是不是可以只使用藥物進行治療呢？

A 若不用手術就能治療，的確是有很大的好處，但……

二〇〇四年的研究報告顯示，藉由併用 **Trastuzumab**（商品名 **Herceptin**）、**Epirubicin**（商品名 **Pharmorubicin**）、**Paclitaxel**（商品名 **Taxol**）的術前化學療法，可讓65.5%的乳癌患者腫瘤消失，且可以不必接受手術。**Trastuzumab** 為分子標靶治療之一，而 **Epirubicin** 是對腫瘤有療效，被稱為 **Anthracycline** 類的抗生素。這兩種藥物的組合所帶來的副作用是會引起心臟毒性，一直以來被認為是不可併用的藥物。

儘管如此，為什麼可以不引起副作用且又可以讓乳癌消失呢？關於這一點，之後一直有在進行安全性及有效性的確認。這是一份讓人期待或許某種類型的乳癌可以不必藉由手術即可治癒的研究報告。（台灣仍不主張不開刀之方法，**Herceptin** 與 **Pharmorubicin** 仍不建議併用）

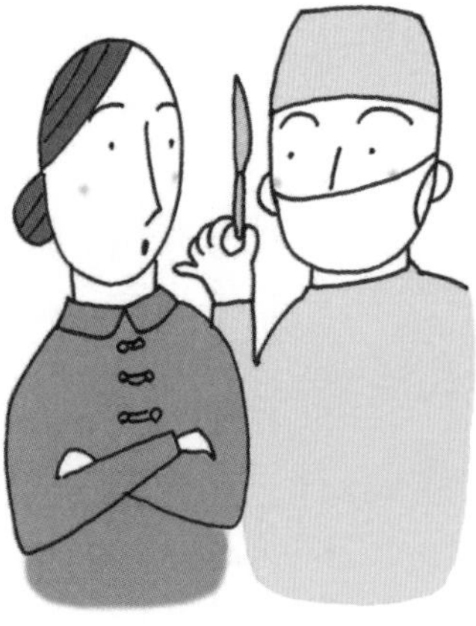

此外，也有人嘗試使用超音波治療及停止供應癌細胞營養的血液循環等不必手術的治療方式。

然而，目前仍在試驗階段，現階段不論何種方法都還沒得到科學的根據證實可以獲得與手術同等的療效。

這可說是今後的重要課題。

Q 幾年不復發才能稱為治癒？

幾乎所有的癌症只要5年以內沒有復發，似乎就被認為是治癒，那麼乳癌應該是幾年沒有再發才能稱為治癒呢？

A 乳癌治療後有必要一輩子接受篩檢。

乳癌與其他癌症不同，即使5年之內沒有復發也不代表已經治癒。因為也有術後經過好多年才復發的例子。

特別是帶有女性荷爾蒙感受性的乳癌，其中大約半數可能會在5年過後復發。甚至也有可能在10年、15年過後才復發。

此外，乳癌使用的荷爾蒙療法劑以往服用期間為5年，但最近有服用5年以上的傾向。

從這些例子來看，與其思考乳癌是治療後幾年才算得上是治癒，倒不如持續做好每年一次的乳房篩檢以隨時確認預後。

乳癌的藥物療法

荷爾蒙療法——抑制雌激素的作用，防止乳癌的復發

對荷爾蒙受體呈陽性的乳癌有療效的治療

乳癌的六到七成是受女性荷爾蒙的影響而增殖。因此降低女性荷爾蒙的分泌，封鎖機能，就能防止女性荷爾蒙所帶來的影響，也能抑制乳癌的增殖。荷爾蒙療法就是根據這樣的理念所進行的治療。

荷爾蒙是與受體結合才能產生作用，因此檢查乳癌細胞中是否有女性荷爾蒙受體（陽性），即可得知是否有受到女性荷爾蒙的影響。女性荷爾蒙受體可藉由檢查乳癌手術時，以及粗針切片檢查時所採取的組織樣本即可知道。

女性荷爾蒙受體中有雌激素受體（ＥＲ）與黃體素受體（ＰＲ），荷爾蒙療法會在兩者皆為陽性或其中一項呈現陽性時進行。

備忘小錄

乳癌的荷爾蒙感受性……將乳癌細胞的女性荷爾蒙受體染色後，有完全沒被染色的（荷爾蒙受體陰性）到完全染色的各種階段。從染成鮮艷的顏色到淡淡顏色的階段為止，各有各的染色狀況。荷爾蒙療法最能發揮效果者，其結果是所有的細胞都會被染得相當鮮艷。

荷爾蒙療法主要在手術後進行，稱之為術後輔助療法，最近也使用在手術前縮小癌上。

抑制雌激素機能的抗雌激素劑

抗雌激素劑是利用與雌激素受體結合抑制雌激素機能的藥物。如後所述，人體內的雌激素在停經前及停經後，其生成方式不同。抗雌激素劑是在雌激素即將發揮作用之前產生療效的藥物，因此不論是停經前或停經後，兩者皆有效。但對停經後者較為有效。

代表性的抗雌激素劑為 Tamoxifen（商品名 Nolvadex）。其他還有 Toremifene（商品名 Fareston），是提供給停經後患者使用的藥物。

乳癌的荷爾蒙療法的作用

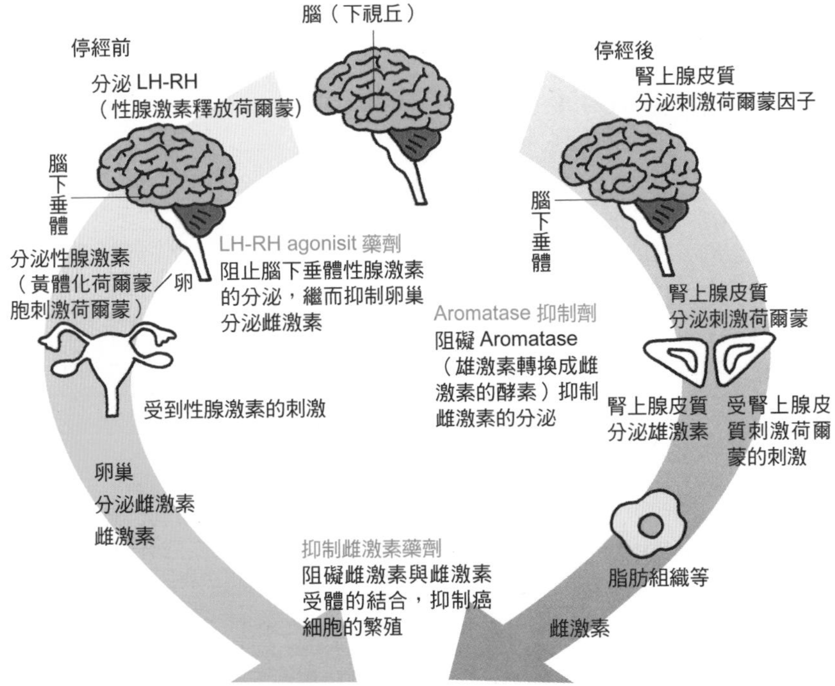

抑制雌激素分泌的藥劑ＬＨ-ＲＨ agonist

藉由抑制卵巢分泌雌激素，防止乳癌繁殖的藥物。停經前的雌激素經由下述程序分泌。首先，由腦部下視丘分泌**Gonadotropin**釋放荷爾蒙（性腺激素釋放素ＬＨ-ＲＨ），腦下垂體受到刺激分泌出**Gonadotropin**（性腺激素）。再刺激卵巢，由卵巢分泌出雌激素。ＬＨ-ＲＨ agonist 藥劑作用於不讓腦下垂體分泌出性腺激素，達到不產生雌激素的結果。

ＬＨ-ＲＨ agonist 藥劑作用於停經前的雌激素分泌路徑，因此對於停經前女性有效。ＬＨ-ＲＨ agonist 藥劑有 **Goserelin**（商品名 **Zoladex**）、**Leuprorelin**（商品名 **Leuplin**、**Leuplin SR**）。除了ＬＨ-ＲＨ agonist 藥劑，其餘的荷爾蒙療法劑皆為口服藥。ＬＨ-ＲＨ agonist 藥劑是皮下注射液，有每4週進行一次及每12週進行一次的兩類型藥劑。

通常會投藥2年，投藥期間月經會停止，終止投藥後卵巢機能恢復，月經也會恢復。

對於停經後之婦女可發揮高效的Aromatase 抑制劑

停經後卵巢不再產生雌激素。然而脂肪組織受到 **Aromatase** 酵素的作用，會將腎上腺生成的雄激素（**androgen**）轉換成雌激素。這個阻礙 **Aromatase** 作用的藥物就是 **Aromatase** 抑制劑。**Aromatase** 抑制劑作用於停經後的雌激素分泌路徑，因此對於停

備忘小錄

黃體素製劑……荷爾蒙療法劑大致分為有抗雌激素活性藥劑、ＬＨ-ＲＨ agonist 藥劑、Aromatase 抑制劑、Progesterone 藥劑等四種。其中 Progesterone 藥劑為什麼對乳癌有效，到目前尚未查明，所以是當其他荷爾蒙療法劑沒有產生效用時使用。現在，使用於乳癌的 Progesterone 藥劑只有 Medroxyprogesterone(商品名 Hysron H200)一種而已。

經後女性具有療效。Aromatase 抑制劑有 Anastrozole（商品名 Arimidex）、Exemestone（商品名 Aromasin）、Letrozole（商品名 Femara）。

荷爾蒙療法的推薦方式

有關乳癌的術後輔助療法，每2年會在瑞士城市聖加倫（St. Gallen）舉辦一次由乳癌專科醫師所組成的國際會議，經同意的輔助療法可發表為推薦治療。二〇〇五年的會議中達成協議的推薦治療標示在第97頁。

根據這個推薦治療可得知，停經前在帶有荷爾蒙感受性的中間危險群處，記載有「Tamoxifen±LH-RH agonist 藥劑」或「化學療法→Tamox-

主要荷爾蒙療法劑的特徵與副作用

一般名（商品名）	特徵
雌激素抑制劑	防止雌激素與癌細胞中的雌激素受體結合，以抑制癌細胞。
Tamoxifen（Nolvadex） Toremifene（Fareston）	乳癌術後療法中最常被使用。 停經前的人比停經後的人能獲得更高療效。
LH-RH agonist	抑制卵巢機能，降低雌激素的分泌，抑制癌細胞。
Goserelin（Zoladex） Leuprorelin（Leuplin、Leuplin SR）	適用於尚有卵巢機能的停經前女性。 停經後，腎上腺製造出的雄激素在脂肪組織中轉換成雌激素。阻礙 Aromatase 酵素進行此項轉換的機能。
Aromatase 抑制劑	適用於失去卵巢機能的停經後女性。
Anastrozole（Arimidex） Exemestane（Aromasin） Letrozole（Femara）	停經後腎上腺皮質分泌雄激素，需經 Aromatare才能轉換成此雌激素，而此三種抑制劑可抑制 aromastare，故抑制雌激素之生成。 使用於其他的荷爾蒙療法劑無效時。 副作用有噁心、無月經等。
Progesterone 藥劑	副作用有噁心、嘔吐、食欲不振、腹痛、疲倦感等。
Medroxyprogesterone（Hysron H200）	副作用有體重增加、水腫、血栓症等。

ifen±LH-RH agonist 藥劑」。「±」是若認為有必要則可追加之意。

也就是說，「Tamoxifen±LH-RH agonist 藥劑」表示如果判斷出只有 Tamoxifen，其效果並不足夠時，追加LH-RH agonist 藥劑之意。而「化學療法→Tamoxifen±LH-RH agonist 藥劑」是指投予抗癌劑後再投予 Tamoxifen，如果還是不足夠，再繼續追加LH-RH agonist 藥劑之意。

荷爾蒙療法劑的作用比較溫和，需要長時間持續使用才能發揮療效，其中 Tamoxifen 被認為持續使用5年可達最高療效。關於最近出現的 Aromatase 抑制藥劑，在與 Tamoxifen 進行比較試驗後發現，Anastrozole 投藥5年，其預防復發的結果比投藥5年的 Tamoxifen 更加有效。

此外，也有結果是在 Tamoxifen 投藥5年後，再追加 Letrozole 投藥5年會比只投藥5年的 Tamoxifen 更能有效預防復發。甚至還有投藥2~3年的 Tamoxifen 後改投藥 Exemestane，兩者合計投藥5年，比單獨投藥5年的 Tamoxifen 獲得更有效的預防結果。隨著 Aromatase 抑制劑的出現，帶給乳癌荷爾蒙療法有更廣的選擇機會，也提高了對療效的期待。

（有關副作用請參考第100頁）

備忘小錄

St.Gallen 國際會議……一九七八年舉辦第一次會議。當時的參加者僅只79名，之後每次舉辦會議參加者逐漸增加，二〇〇三年的第8次會議參加的專家多達2900名。舉辦間隔也從每4年舉辦一次增加到每2年舉辦一次。以參加者的國籍來看，最多的是歐盟，其次分別為是美國、加拿大及澳洲。亞洲國家的參加者不多，日本則計劃下次推派代表者參加會議。

St.Gallen 國際會議中被推薦的術後輔助療法（2005 年）

復發危險群分類

ER＝雌激素受體 PR＝黃體激素受體

低危險群	中危險群	高危險群
◆沒有淋巴結轉移，ER、PR 皆為陽性或其中一項為陽性，且以下項目皆符合者。 ・腫瘤大小（侵犯直徑）2cm 以下。 ・年齡 35 歲以上。 ・沒有侵襲脈管 ・惡性度等級 1 ・HER2 陰性	◆沒有淋巴結轉移，ER、PR 皆為陽性或其中一項為陽性，且以下項目皆符合者。 ・腫瘤大小（侵犯直徑）2cm 以下。 ・年齡 35 歲以上。 ・惡性度等級 2~3 ・有侵襲脈管 ・HER2 陰性 ◆淋巴結轉移 1~3 個，ER、PR 皆為陽性或其中一項為陽性，且以下項目皆符合者。 ・沒有侵襲脈管 ・HER2 陰性 ◆ER、PR 皆為陰性，且符合以上項目者。	◆淋巴結轉移 4 個以上，ER、PR 皆為陽性或其中一項為陽性。 ◆淋巴結轉移 1 個以上，ER、PR 皆為陽性或其中一項為陽性，且以下項目皆符合者。 ・有侵襲脈管 ・HER2 陽性 ◆ER、PR 皆為陰性，且符合以上項目者。

推薦治療

		低危險群	中危險群	高危險群
有荷爾蒙感受性	停經前	・Tamoxifen 或無進行治療	・Tamoxifen±LH-RH agonist ・化學療法→Tamoxifen±LH-RH agonist	・化學療法→Tamoxifen±LH-RH agonist
	停經後	・Tamoxifen 或 Aromatase 抑制劑或無進行治療	・化學療法→Tamoxifen ・Tamoxifen	・化學療法→Tamoxifen±LH-RH agonist ・化學療法→Aromatase 抑制劑 ・Tamoxifen 投藥 2~3 年後改投 Exemestane 或 Anastrozole ・Tamoxifen 投藥 5 年後改投 Letrozole
荷爾蒙感受性不明	停經前	・Tamoxifen 或無進行治療	・化學療法→Tamoxifen ・只做化學療法	・化學療法→Tamoxifen±LH-RH agonist
	停經後	・Tamoxifen 或無進行治療	・化學療法→Tamoxifen ・化學療法→Aromatase 抑制劑	・化學療法→Tamoxifen±LH-RH agonist ・化學療法→Aromatase 抑制劑 ・Tamoxifen 投藥 2~3 年後改投 Exemestane 或 Anastrozole
無荷爾蒙感受性	停經前	無	化學療法	・化學療法
	停經後	無	化學療法	・化學療法

※「荷爾蒙感受性不明」也包含「弱陽性」。

針對此次發表的內容，學會仍持續議論中，因此這一表格有修正的可能。

化學療法——使用抗癌劑殺死癌細胞的治療

手術後投予抗癌劑可以預防復發

抗癌劑是使癌細胞的DNA及蛋白質改變性質，阻礙細胞分裂等攻擊癌細胞的藥物，而使用抗癌劑的治療稱為化學療法。

化學療法有手術前使用抗癌劑的術前化學療法（參照第76頁）、以預防復發、轉移為目的所使用的術後化學療法（術後補助療法），以及於乳癌惡化時使用等各種使用方法。

即使藉由手術切除乳房中所有的癌，人體中仍然可能存在有檢查時無法發現的微小轉移癌。抗癌劑是作用於全身的藥，因此手術後的投藥目的在於撲滅這類小癌。

術前化學療法可藉由乳癌縮小與否來確認抗癌劑的效果，而已經將乳癌切除的術後療法卻有難以確認療效的問題存在。但從許多的臨床試驗的結果來看，專家認為術後化學療法的確是有預防復發的效果。乳癌是抗癌劑容易出現效果的癌症。

備忘小錄

術前輔助療法及術後輔助療法……手術前進行的藥物療法或放射線療法稱之為術前輔助療法，手術後所進行的則稱之為術後輔助療法。之所以會用輔助一詞，原因在於過去乳癌的治療以手術為第一考量而產生的名詞。在現在乳癌被認為是全身性疾病，且必須投藥進行全身性治療才是最為重要的認知，獲得專科醫師們一致的認同，而認為藥物療法僅能輔助手術的醫師可說已是少

組合2~3種的抗癌劑進行治療

抗癌劑有撲滅癌細胞的作用，但同時也會造成正常細胞損傷。為了提高療效也減少對正常細胞造成損傷，通常會組合2~3種的抗癌劑進行多劑併用療法。乳癌初期治療主要使用的藥物整理於第101頁。

乳癌的多劑併用療法中，從以前就被廣泛使用的有Cyclophosphamide（商品名 Endoxan）、Methotrexate（商品名 Methotrexate）及 Fluorouracil（商品名5-FU）的三劑組合。多劑併用療法通常會取抗癌劑藥名的字母做組合，而此三劑的併用即稱為CMF療法。

其他還有 Doxorubicin（商品名 Adriacin）+Cyclophasphamide 的AC療法、Cyclophasphamide+Doxorubicin+Fluorouracil 的CAF療法、AC療法後投予 Paclitaxel（商品名 Taxol）的AC→P療法、Epirubicin（商品名 Farmorubicin）+Cyclophasphamide 後投予 Paclitaxel 的EC→P療法、Docetaxel（商品名 Taxotere）+Doxorubicin+Cyclophasphamide 的DAC療法、Cyclophasphamide+Epirubicin+Fluorouracil 的CEF療法。

在《乳癌診療指引 藥物療法》中指示，比起做為術後化學療法的CMF療法，更加推薦的是使用含有 Anthracycline 類藥物（Doxorubicin、Epirubicin）的多劑併用。

數。

抗癌劑的簡稱……幾乎所有的抗癌劑都有簡稱，醫護相關人員之間幾乎都使用簡稱。例如，Doxorubicin 從別名 Adriamycin 變成 ADM、Epirubicin 為EPI、Cyclophosphamide 則為CPA（參照第101頁）。

DAC療法的別名……DAC的D是來自 Docetaxel 的字母，及商品名 Taxotere 的T，也有人將其稱為TAC療法。

抗癌劑投藥時會空一段間隔進行

抗癌劑有注射藥及口服藥兩種，但都以能夠控制血液中濃度的靜脈注射為主。抗癌劑通常會間隔一段時間再進行，例如每3週進行一次或每4週進行兩次。投藥次數稱為療程或週期。根據藥物的種類及醫師的考量，投藥間隔及投藥次數不同，但大多是4~6個週期（4~6個週期）為一個療程。

乳癌的使用藥物所引起的副作用及其對策

依抗癌劑的種類所產生的副作用不同，此外還有個人差異，特別容易引起的副作用有下述症狀。

骨髓抑制

骨髓是製造白血球、紅血球及血小板的組織。因此，受到抗癌劑的影響機能下降（骨髓抑制）時，這些血球將不被製造。

白血球減少時，容易感染到感染症、發燒、感冒、蛀牙及食物中毒等。在抗癌劑投藥後5~7天左右，白血球會開始減少，但這只是暫時的症狀，經過2週即可恢復。白血球中成分之一的嗜中性球是身體抵抗力的指標，因此可從嗜中性球的值預測恢復的程度。通常以白血球在3000以上、嗜中性球在1500~2000左右為標準來調節抗癌劑的計量或給予短暫的休息。

紅血球中的血色素減少會導致缺

備忘小錄

抗癌劑所造成的月經停止

……有許多停經前的女性會在數次的抗癌劑投藥後月經停止。特別是專家指出Cyclophosphamide對卵巢產生很大的影響，容易造成月經停止。年紀輕的人在結束抗癌劑投藥時月經即會重新開始，但40歲以上的人則很有可能造成永久停經。

抗癌劑的投藥中，不必限制性生活，但即使沒有月經也不見得就沒有排卵，因此仍有必要做好避孕準備。只是，Pill（口服避孕藥）中含有女性荷爾蒙，所以應採用其他避孕方法。

鐵性貧血、無力、容易疲倦、暈眩及接不上氣等症狀。此外血小板是凝血的成分，減少時會造成容易出血。牙齦容易出血、鼻血不易停止及便中摻雜有血液等症狀，發生時應向接受治療的醫療院所聯繫。

《對策》

- 發燒期間，每4小時測量一次體溫，38度以上時使用退燒用具降溫並多加休息。
- 突然出現38度以上的高溫時、或高溫伴隨寒顫時、及其他症狀出現惡化時應聯絡醫療院所。
- 除了發燒之外，隨時注意是否有咽頭炎及膀胱炎等感染症狀。
- 多攝取水分。
- 外出後及飲食前一定做好洗手及漱

乳癌主要使用的抗癌劑及其副作用

簡稱		一般名（商品名）	副作用
Anthracycline 類藥物			
A	ADM	Doxorubicin（Adriacin 注射藥）	白血球減少、噁心嘔吐、心肌傷害、脫毛等
E	EPI	Epirubicin（Farmorubicin 注射藥）	和 Doxorubicin 相同，但症狀較輕微
Ttaxane 系			
D	DTX（DOC）	Docetaxel（Taxotere 注射藥）	白血球減少、麻痺、脫毛等
P	PTX	Paclitaxel（Taxol 注射藥）	雖和 Docetaxel 相同，但罕見休克
其他			
C	CPA	Cyclophasphamide（Endoxan 注射藥、口服藥）	白血球減少、出血性膀胱炎等
M	MTX	Methotrexate（Methotrexate 注射藥）	肝障礙、腎障礙、口內炎等
F	5-FU	Fluorouracil（5-FU 注射藥）	輕微的消化器症狀、皮膚色素沉澱、嗅覺障礙等

口。

・流行感冒的盛行時期若需外出至人多處應帶口罩。
・入浴或沖澡維持身體的清潔。
・維持肛門及陰部的清潔。

噁心

一般投予抗癌劑之前，會給予服用或注射強力的止吐藥，若仍然會感到噁心則可向醫師要求回家後服用的止吐處方。

《對策》

・抗癌劑投藥當日應減少飲食量。治療前幾小時最好不要進食，但空腹反而會造成不適，因此，最好可以攜帶飲料或簡單的食物。
・穿著寬鬆衣服。
・保持安靜。
・用冷水漱口或口含冰塊及糖果。
・維持室內通風。
・避免油膩食物、烤魚及味道強烈的食物。

脫毛

Anthracycline類及**Ttaxane**系的抗癌劑容易造成脫毛，其中也有人連眉毛及體毛也脫落，但這屬於暫時性的，一定可以恢復。脫毛是發生在抗癌劑投藥後2~3週左右，因此這段期間建議可以準備假髮（參照第165頁）或裝飾用的帽子。

《對策》

・剪短頭髮。
・使用較軟的梳子，減少梳髮的次數。
・洗髮時建議不用刺激性強的洗髮

備忘小錄

抗癌劑造成的便秘……抗癌劑及Granisetron（商品名Kytril）、Ondansetron（商品名Zofran）、Azasetron（商品名Serotone）等止吐劑有抑制腸運動的作用，因此容易引起便秘。若平時就有使用適合自己的便秘藥，可以直接使用，沒有的話只要與護士商量即會給予投藥。其他，也請注意以下事項。

・積極攝取含有豐富食物纖維的根莖類或菜葉類的蔬菜、芋類及海藻類。
・多攝取水分。
・三餐飲食正常，特別是早餐一定要吃。
・做輕量的運動。

精，洗髮時不要過度抓頭皮，採自然乾或使用低溫吹風機慢慢吹乾頭。

- 避免燙髮或染髮。

口內炎

可能會出現牙齦腫、嘴巴內化膿或出現潰瘍等症狀。口內炎時有抑制發炎及緩和疼痛的藥可使用，建議跟醫師索取處方簽。

此外，化學療法的期間有可能不能接受牙科治療，若有需要就醫牙科時，請事前與主治醫師詢問。

《對策》

- 食用較軟的食物。
- 飲食後及睡前刷牙・漱口以維持口腔清潔。
- 使用柔軟且小頭的牙刷。

味覺的變化

接受抗癌劑後不久會出現味覺的變化及飲水時感覺到苦味。

《對策》

- 食用酸味強烈的食物。
- 攝取新鮮的蔬果及清爽的糖果等口中餘味較佳的食物。
- 料理調味重些，可利用醋或香辣調味料。

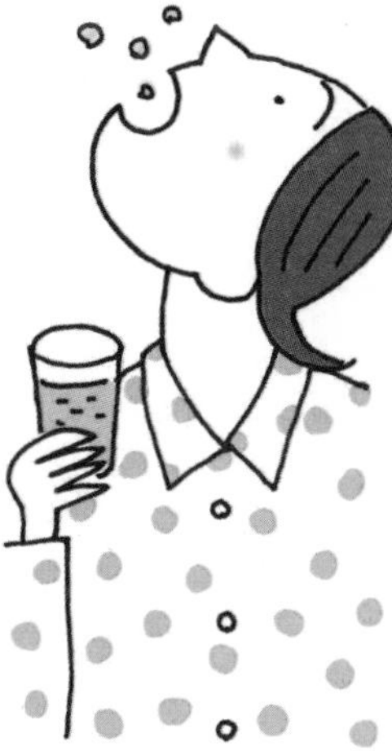

癌症的分化與藥物療法的效果……癌症有分化度高的癌症及分化度低的癌症，專家認為分化度越高，抗癌劑越是有效。相對地，荷爾蒙療法則越是對分化度越低者越是有效。因此依癌的分化度不同，治療策略也就會有異。

藥物療法 Q&A

Q 服用 Tamoxifen 會導致更年期障礙嗎？

自從服用 Tamoxifen 後，出現突然發熱及盜汗的現象。症狀與更年期障礙相似，有這種可能性嗎？

A 有可能會引起更年期障礙。

Tamoxifen 是將荷爾蒙調節到接近更年期狀態的藥物，因此會出現與更年期障礙相似的症狀。但絕不可因為這些症狀出現就將 Tamoxifen 停掉，通常會使用其他藥物抑制症狀，同時持續使用 Tamoxifen。依照個人差異，有的人在使用抗憂鬱藥後得到改善，有的則是使用中藥後獲得改善。可以根據體力及體格使用中藥的加味逍遙散、當歸芍藥散及桂枝茯苓丸等處方。

Q 使用荷爾蒙療法劑會造成骨質疏鬆症嗎？

聽說為了預防乳癌復發所使用的荷爾蒙療法劑會導致骨質疏鬆症。醫師建議我使用荷爾蒙療法，但這是否非服用不可？

A 骨質密度減少時有藥物可以使用，請安心。

根據外國的臨床試驗得知，Aromatase 抑制劑有可能會造成骨質疏鬆症。這是適用於停經後乳癌患者的荷爾蒙療法劑，荷爾蒙療法劑中有 Tamoxifen 及 Toremifene 等改善骨質疏鬆症的藥物，但在預防乳癌復發方面，仍以 Aromatase 抑制劑較為有效。

此項臨床試驗是國外所進行的，外國人的數據是否也符合日本人，這仍舊是個疑問，但使用 Aromatase 抑制劑時，每年會測定一次骨質密度。其結果若骨質密度下降時，併用有維持骨質密度作用的藥物即可不必擔心骨質疏鬆症的影響。

Q 接受荷爾蒙療法的期間，可以服用市售藥嗎？

我目前正在服用 Aromatase 抑制劑的 Anastrozole，在這段期間可不可以服用市售藥？

A 不是不能服用，但服用前請與主治醫師商量。

在使用 Anastrozole 的期間，並不是不可使用未經醫師處方的市售藥（家庭用藥）。但原則上建議使用任何藥物前都能與主治醫師商量。

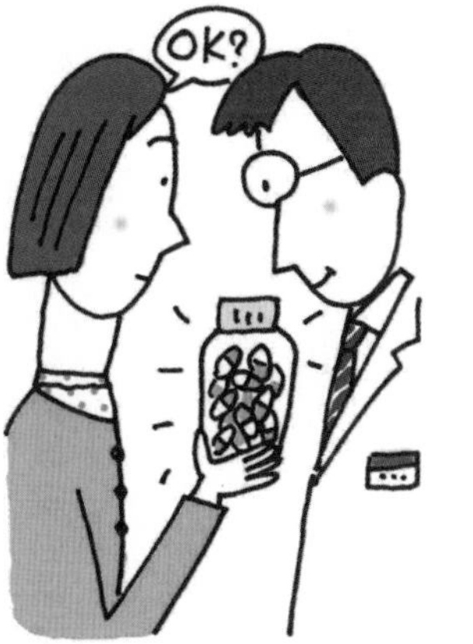

Q 高齡者不能進行化學療法嗎？

我在乳房切除後只有接受荷爾蒙療法，並沒有進行化學療法。但我的朋友卻同時進行荷爾蒙療法及化學療法。只有進行荷爾蒙療法是因為我已是高齡78歲的關係嗎？

A 有些是只需荷爾蒙療法就足夠了。

的確高齡者除了乳癌以外罹患有高血壓及糖尿病等疾病的比例比較高。體力上是否可以抵抗抗癌劑的副作用等也是個問題。然而，既沒有併發其他疾病，體力上也沒問題的話，70歲者若有需要進行化學療法應該都可以進行。醫師會在考量各種條件後決定是否進行化學療法。

只是，荷爾蒙療法對某些類型的乳癌相當有療效，有時只需進行荷爾蒙療法便已足夠。這種情況就算特別進行化學療法也沒有任何益處。若是擔心的話，建議可以直接請教主治醫師為什麼只進行荷爾蒙療法。

Q 得到建議是使用抗癌劑，但實在很害怕……

建議服用抗癌劑，但聽說副作用很強。若不使用抗癌劑就無法治療嗎？

A 關於副作用的對策一直在進步當中，因此可以安心接受治療。

現在和以前不同，有關副作用的對策改良許多。例如，有對抗白血球減少或噁心時有效的藥物，因此幾乎沒有因為嚴重嘔吐而入院接受點滴治療的病例。化學療法只需門診即可接受治療。

現在有許多醫療院所為了支持患者，會安排對於副作用的知識有充分了解的藥劑師及專門的護士。如果對副作用有任何的疑慮，建議請教主治醫師或專業的醫護人員以消除心裡的不安與疑慮。

Q 接受化學療法後，需要幾個月後才可以受孕？

我之前有接受抗癌劑的治療。請問治療結束後是否可以馬上懷孕？還是必須間隔幾個月後會比較好？

A 抗癌劑投藥後6個月就可以了。

血液中的抗癌劑成分消失後即可受孕。依藥物的不同，所需時間也不一樣。一般認為，在抗癌劑投藥結束後6個月即可準備懷孕。

Q 口服的抗癌劑有效嗎？

聽說原則上抗癌劑的治療以注射為主。是因為口服的抗癌劑比較沒有療效的關係嗎？

A 最近口服的抗癌劑也受到重新的評估。

曾經有一段時間抗癌劑被認為若不經注射就沒有療效。然而，最近的臨床試驗結果，證明了口服抗癌劑的療效。對於無法定期到醫院接受抗癌劑的患者，口服的抗癌劑是相當有用的；而且可以分成好幾次服用，一次進入人體的藥量比較少，每次所受的副作用也就比較小。但關於口服抗癌劑對於哪些人有效，目前仍在檢討當中。

Q 沒有副作用的抗癌劑是不是沒有療效？

服用了1年的抗癌劑，但完

全沒有出現所謂的副作用。沒有出現副作用是不是代表沒有療效？

A 副作用與效果不一定成正比。

抗癌劑副作用的強烈印象看來比實際情況誇張了點。最近有關副作用的對策有見改善，因此幾乎都可以獲得抑制。抗癌劑出現療效且無副作用是最為理想的狀態，也是抗癌劑的開發目標、藥物組合時的思考方式。副作用與療效不一定成正比，因此可以不用擔心。

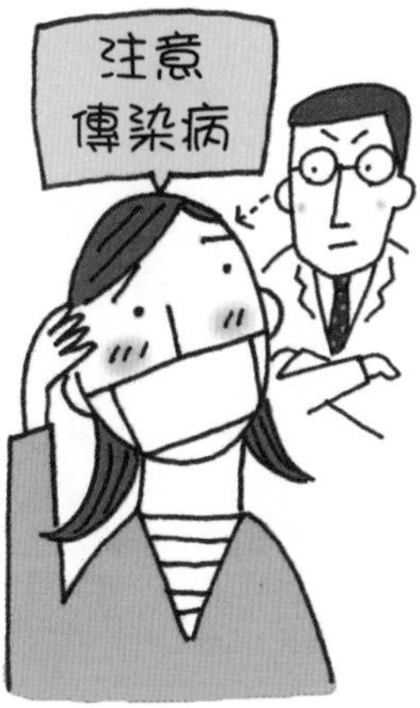

Q 進行藥物療法的期間如果感冒了？

服用抗癌劑的期間如果感冒了該怎麼辦？如果腸胃不適或便秘的話……

A 不要自行判斷，請請教主治醫師。

服用抗癌劑的期間因為抵抗力下降，因此容易感染疾病。如果看輕感冒，可能會造成比預期更長久不治或併發肺炎等情況。為了預防這些狀況，有時候必須服用抗生素。

此外，吃壞肚子時，可能會造成抗癌劑無法獲得吸收，或達不到理想中的療效。特別是口服抗癌劑者，有可能在身體恢復前必須停藥。

總而言之，在投予抗癌劑期間，身體稍有變化時，一定要慎重處理，絕不可自行判斷。建議請教主治醫師、藥劑師及護理人員以做好對策。

Q 抗癌劑投藥結束後副作用仍會持續嗎？

我服用了1年的抗癌劑。服用期間感覺有出現掉髮、皮膚色素沉澱等副作用。請問抗癌劑服用完後，這些副作用仍然會持續嗎？此外，可能會因為曾經服用過抗癌劑，往後會出現什麼問題嗎？

A 恢復速度依部位而異。

抗癌劑投藥完畢後，副作用會漸漸地消失，但恢復速度會因影響部位而有所不同。一般新陳代謝旺盛的部位恢復較快，因此，例如皮膚及毛髮等會在投藥完幾週後即可恢復。但掉落的毛髮恢復原狀必須花費數月到半年左右。雖然需要一段時間，但一定可以恢復，建議耐心等待。

抗癌劑的副作用中，有些會殘留多年。例如極為鮮少的例子，有的會因抗癌劑的影響出現血液的癌症。過度神經質也不好，如果出現有任何令人擔心的症狀時，不要置之不理，建議與主治醫師協商。

Q 抗癌劑投藥治療中如果沒有食欲的話？

因為接受抗癌劑治療，而沒有食欲。請問有胃口不好也能吃得下的方法嗎？

A 食用不會造成胃的負擔，容易消化的料理。

抗癌劑的副作用有時會造成口內炎及味覺障礙。建議花些功夫設計不造成腸胃負擔且容易消化的菜單。避免刺激性強及油膩的料理，改食不殘留餘味的清爽料理。滑溜順口的食物容易入口，因此將食物料理做成果凍狀也是方法之一。有口內炎時食用酸味的食物可能會造成刺痛，但對於食欲不振者有效，可以做為參考。

Q 進行化學療法可以讓手術成為可能嗎？

聽說乳癌大到無法進行手術者，可以藉由化學療法讓手術成為可能……

A 有縮小癌的範圍，使手術成為可能的實例。

乳癌大到無法進行手術，或雖然可以進行乳房切除術但無法進行乳房保留手術者，藉由化學療法的實施讓乳癌範圍縮小至可以進行手術，或乳房保留手術成為可能的實例是存在的。

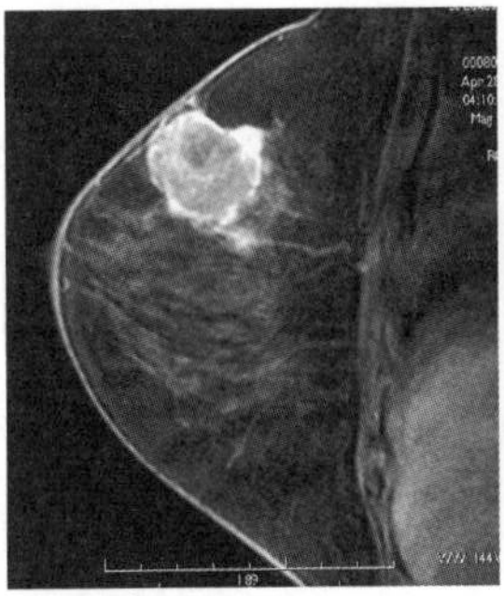

實施化學療法之前

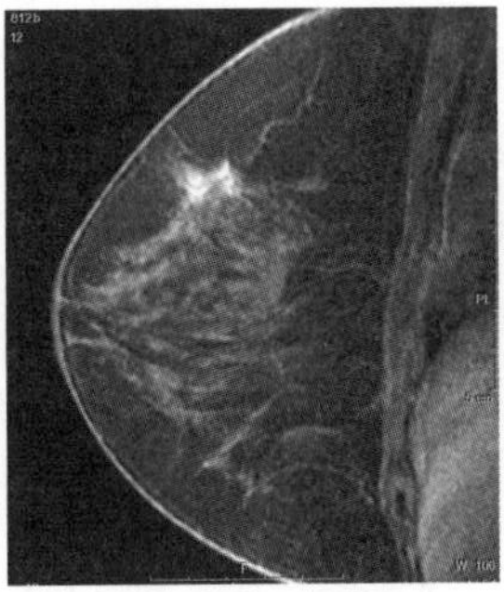

實施CEF療法四個療程之後

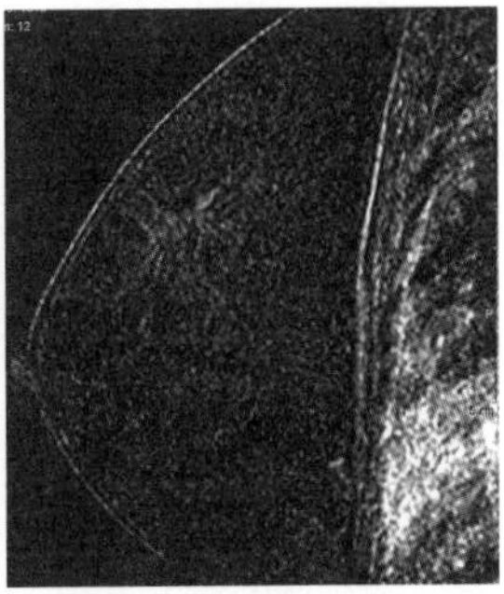

實施DOC療法四個療程之後

左邊的相片是進行化學療法前的乳癌，中間是進行組合Cyclophasphamide+Epirubicin+Fluorouracil的CEF療法後的乳癌，右邊的相片是追加Docetaxel後進行四個療程的DOC療法後的乳癌。

這是對化療產生相當良好反應的實例，並非所有的乳癌都能有令人滿意的療效，然而最近的確有許多例子是在手術前進行化學療法及荷爾蒙療法。

Q 無法治療時使用丸山疫苗會有效嗎？

乳癌發現後因需要動整形外科的緊急手術而暫時無法接受乳癌的治療。這個時候如果使用丸山疫苗的話是否可以抑制住癌細胞的增殖呢？

A 請了解這是輔助性的方法後進行選擇。

丸山疫苗被使用了很長一段時間，也有關於效果及副作用的文獻，但沒有可以做為標準治療的數據。未經科學證實的藥物，其療效通常會受到過度誇張的評價，或者對於副作用有過少評價的傾向。

首先，最重要的是先聽聽主治醫師的意見，了解這只是個輔助性的方法後再決定是否使用。而非放棄原本該進行的標準治療，改換此法。

放射線療法——利用X光照射殺死癌細胞的治療

放射線療法是副作用少且具有療效的局部治療

放射線療法是利用X光照射殺死癌細胞的治療方式。癌細胞比正常細胞容易受到放射線的影響，因此可以使用不傷到正常細胞的輻射劑量殺死癌細胞。

放射線療法和手術療法一樣都是局部療法的一種，在歐美，各國積極進行此項治療法，但在日本，因擔心輻射量造成影響幾乎敬而遠之。其實，若能受到放射線腫瘤醫師的適切治療，其副作用會比化學療法所帶來的副作用更少。一般，放射線療法對於扁平上皮癌較有療效，對於腺癌比較難出現效用，但專家認為放射線療法對腺癌中的乳癌是具有療效的。

乳癌的放射線療法進行目的在預防乳癌保留手術及乳房切除術後的復發預防，是為出現惡化以致無法進行手術的乳癌進行術前治療，以及緩和復發、轉移症狀為目的而進行的。

為了預防乳房保留手術後的復發所需的治療

乳房保留療法是將放射線照射與乳房保留手術組合進行的治療。在美

備忘小錄

扁平上皮癌與腺癌……依癌症發生的細胞組織種類可分類為三個種類（癌症的組織型分類）。在皮膚及黏膜上發生的扁平上皮癌，在排出內臟分泌物的上皮發生的腺癌，及不知在哪裡發生的未分類癌。更加詳細分類的話，還有一類是發生在扁平上皮癌及腺癌之間的移行上皮癌。

國所進行的臨床試驗顯示，乳房保留手術後接受乳房照射群與沒有接受照射群的局部復發進行比較後發現，沒有接受照射群的復發率為35%，而接受照射群的復發率則為10%。在英國及加拿大也進行了同樣的臨床試驗，結果確認全部都是照射群比沒有接受照射群的復發率低。

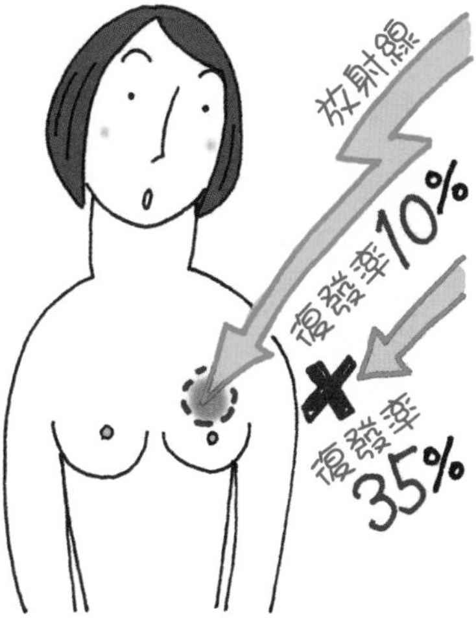

乳癌手術後會將部分的組織進行病理檢查。儘管當時的手術切除邊緣並沒有被發現有任何癌細胞，但還是有可能殘留沒被檢查出來的癌細胞。這種情況，經過一段時間，癌細胞會出現增殖，但若經過放射線照射，就可以殺死這樣的癌細胞。二〇〇五年發表的《乳房保留療法指引》中也指出，「在現階段，乳房保留手術後進行的全乳房照射是必須進行的治療法」。

保留手術後的照射通常為一週5天，共進行5~6週

手術後乳房的細胞受到極大損傷，因此會間隔1個月後再進行放射線照射，然而間隔時間過長也可能導

產生放射線的裝置……有產生高能量的X光及光電子的直線加速器 Linac，及產生γ光的 Cobalt 照射裝置兩種。因 Linac 可以將能量調節至各個階段，且可以使用加速器產生高能量，最近有增加傾向。放射線的能量越高，越能到達深處，所以發生在身體深處的子宮頸癌及食道癌時使用的是高能量的X光。乳癌發生在比較表面的附近，所以使用光電子及γ光。

致癌細胞增殖，因此會在3個月以內開始進行放射線照射。但若需要進行化學療法時，會以全身療法的化學療法為優先，在化學療法結束後才開始放射線照射。若是必須進行荷爾蒙療法時則可併用放射線照射也無礙。

乳房保留手術後照射的全劑量為45~50.4Gy，一般會照射5天（通常是星期一至星期五）休息2天，連續進行5週（共25次）。專家指出，除此之外若再追加照射10~16Gy可減少乳房內的復發率。聖路加國際醫院通常是為全乳房照射48Gy，局部追加照射18Gy。

一次的治療時間為5分鐘。照射前會將不必接受X光射線的部分標上記號。

放射線照射對於轉移後的局部療法有效

進行乳癌切除後需進行放射線照射的是淋巴結轉移4個以上，或腫瘤5cm以上的患者。因為這些情況的復發率較高，為了預防復發，會在乳房切除後的胸壁及腋下進行放射線照射。

此外，惡化的情況嚴重到無法直接進行手術的乳癌、無法進行化學療法或術前化學療法沒有出現效果時，有可能會進行術前放射線照射。結果出現有使乳癌縮小至可以接受手術的實例。

乳癌出現轉移時，為了緩和症狀會進行放射線照射。特別是轉移至骨

備忘小錄

Marking……放射線照射範圍是由電腦計算做上標記的。標記只需搓揉即會消失，所以切記洗澡中不要搓洗、擦拭身體時輕壓吸水即可。

乳房變紅的時候……包緊胸部及摩擦會導致疼痛，適合穿柔軟寬鬆的衣服，照射後放上水沾濕的毛巾會比較舒服。感到強烈疼痛時，使用含有類固醇的化妝水及軟膏會有效，所以建議與醫師和護理人員商量。

頭及腦部時，放射線照射為有效的治療。乳癌轉移至骨頭時會造成激烈的疼痛感，也容易引起骨折，但有很多例子是在接受放射線照射後減輕疼痛，且能預防骨折。乳癌轉移至腦部時化學療法不能產生療效，因此放射線照射可說是相當有利的武器。

放射線療法的副作用有急性輻射病及晚期副作用

有許多人會擔心放射線療法的副作用。然而與化學療法比起來，放射線輻射療法出現的副作用反而較少，因此可以不必過度擔心。

放射線療法造成的副作用有急性輻射病及晚期副作用。急性輻射病是在接受20 Gy照射時發生，皮膚像曬傷似地發紅，不久馬上會發黑、脫皮然後治癒。有時也會出現皮膚乾燥、發癢、發膿及起水泡等症狀，這些也都會隨著時間而治癒。

照射後數月至數年之間出現的晚期副作用有皮膚萎縮、毛細血管擴張、皮下組織與乳腺硬化以及乳腺萎縮等症狀。如果出現了晚期副作用將很難治癒，但若能接受適當的照射，幾乎很少會出現晚期副作用。

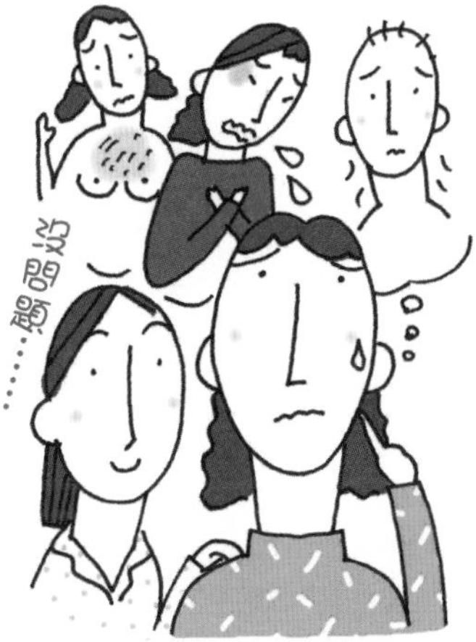

不要過度擔心副作用……有的人認為放射線療法會造成掉髮，但照射於乳房的放射線並不會造成掉髮。也有人擔心會很疲勞，但事實上放射線療法並不會造成過度疲累，所以若是有工作者可以不必休息一整天，只需請半天假來往醫院，也有很多人從下午開始工作。另外，接受放射線療法的期間也不需要限制食物。也就是說，只要注意避免激烈的運動，要有充分休息與睡眠等，其他沒有什麼限制，可以和往常一樣過生活。

放射線療法 Q&A

Q 放射線療法會不會成為致癌因素？

放射線的輻射是致癌因素之一，那麼乳房保留手術後的放射線照射會不會造成癌症的復發或出現其他癌症的可能呢？

A 放射線照射反而可以預防癌症復發。

就算判斷已經利用手術切除所有的癌組織，仍然可能殘留檢查時所捕捉不到的微小癌，隨著時間，這些癌細胞很有可能繼續繁殖。乳房保留手術後的放射線照射的目的就是為了預防復發而撲殺這樣的微小癌。專家指出，現階段乳房保留手術後的放射線照射幾乎不曾誘發癌症的產生，所以不需要擔心。

Q 接受放射線療法會不會導致手臂浮腫？

我被告知乳房保留手術後必須接受放射線照射。請問放射線照射後會不會造成手臂浮腫的現象？

A 是照射於乳房，因此不會造成手臂浮腫。

若在腋下淋巴結及鎖骨下淋巴結進行放射線照射，會造成手臂浮腫的症狀。然而，乳房保留手術後的放射線照射只侷限於乳房，因此並不會造成手腕的浮腫。照射前會使用電腦決定照射範圍，然後在乳房做記號後才進行照射，因此放射線並不會照射到其他部位。

許多人會害怕放射線所造成的副作用，但實際上放射線治療法的副作用比抗癌劑及手術所帶來的副作用少。

Q 放射線照射會不會造成外觀上的問題？

乳房保留療法被期待的不單只是留下乳房，而是需要留下美麗的乳房，但若是接受保留手術後的放射線照射，會不會有損乳房美觀的問題出現？

A 經過幾年之後幾乎沒有問題存在。

將接受放射線照射群及沒有接受放射線照射群分組，進行乳房美容性問題比較的臨床試驗報告已有許多。根據這些報告，幾乎所有的研究結果都顯示，從短期來看，在對局部進行追加照射後兩組的確有所差異，但經數年後幾乎沒有差異。

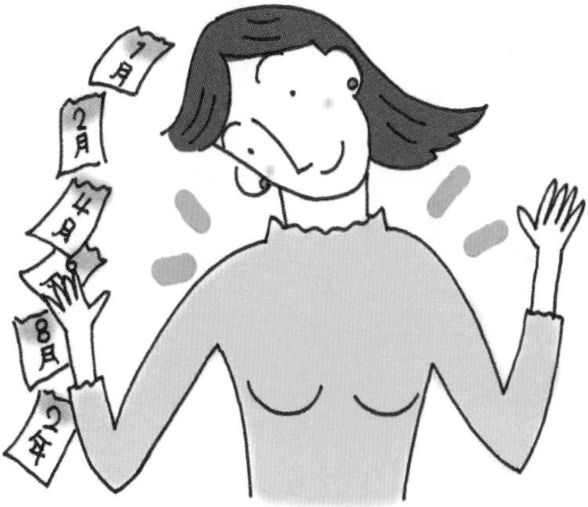

例如在皮膚的刺激性、疼痛感及外觀比較下發現，接受放射線治療群在治療中到治療後數月期間有差異，但在經過2年後，幾乎是沒有差異，且紅、腫及硬塊等差異也會在幾年之間減少。

關於乳房的變形及毛細血管的擴張（毛細血管浮出皮膚表面）等，有的報告指出這些症狀會在照射後3年以內出現，之後則持續安定狀態。但也有其他報告指出，毛細血管擴張的頻率會增高，但在美容上幾乎不會造成問題。綜合許多的試驗結果來看，似乎不會造成太大的問題。只是，晚期副作用難以治癒，若出現任何症狀建議與主治醫師或放射線的醫師進行諮詢。

Q 為什麼接受放射線治療後會感到不適？

接受完放射線治療後的回家途中，每次都會感到不適，這是放射線照射的緣故嗎？

A 有些人會在重複幾次以後會出現暈船似的不適感。

雖然機率微小，但有的人會在重複接受幾次放射線照射後出現放射線宿醉，症狀如同暈船及宿醉的不適感及倦怠感。只是，和腸胃等內臟器官的放射線照射不同，乳癌的放射線照射就算出現也只是輕微的噁心及食欲不振等症狀。

Q 放射線治療中如果身體狀況不佳的時候該怎麼辦？

在接受放射線治療期間，如果感冒或者吃壞肚子等身體狀況不佳時該怎麼辦？

A 請與放射線醫師商量對策。

感冒時，請告知放射科醫師並要求給予解熱劑等改善症狀的處方。服用藥物後若仍不見改善，建議可以考慮休息1~2天的照射。

不論如何，千萬不要自己判斷，請與主治醫師或放射科醫師協商。

Q 放射線治療休息一次沒做沒有關係嗎？

工作的關係無法接受放射線照射時，如果只有休息一次，可以嗎？

A 如果休息一到兩次的話，沒有問題。

放射線的總和劑量相同，但一次接受的劑量越大，就越容易產生副作用。因此採取連續少量多次的方法照射。如果只是休息一到兩次的話，並不會造成大礙，但若連續休息3~4天，則無法期待連續照射所帶來的效果。建議最好能與放射科醫師商量調整進度。

Q 放射線治療結束後可以懷孕嗎？

我希望能夠在治療後能懷孕生子，但放射線療法結束後會不會仍然有影響？

A 照射部位是在乳房，所以不會影響生產。

懷孕中不能接受放射線照射，但乳癌的放射線照射療法是針對乳房照射，因此不會影響懷孕生子。只要治療結束後便可嘗試受孕。但是，接受放射線照射的乳房喪失乳腺的功能，因此不會產生母奶。當然，沒有接受照射的乳房側仍會分泌母奶，因此不會影響哺乳。

當乳癌已經擴散、惡化、復發、轉移時的治療

手術後5年內的復發病例多

乳癌是惡化較緩慢的癌症，手術後經過10年仍有可能出現復發・轉移，但大多還是發生在5年以內。其中又以手術後2~3年以內的復發最多。手術後的復發・轉移發生時間越早越難以治療。

癌症的復發有局部復發及遠端轉移兩種。局部復發是指接受乳房保留手術的患側乳房及切除部位在手術後發生的癌，遠端轉移是指遠離乳房的其他部位發生的癌。復發的治療依局部復發或遠端轉移而有差異。

若為局部復發可以進行手術

若只是局部復發就會進行手術。某些情況甚至可以再度進行乳房保留手術，但仍以乳房切除術為最多。

最初進行的治療若是乳房保留療法，一般不能進行放射線療法，若進行乳房保留手術又沒有進行放射線療法者，在出現局部復發時則會進行放射線照射。

備忘小錄

EBM（Evidence Based Medicine）……實證醫學，有科學根據的醫療之意。也有一些醫療是在很長一段時間，只憑著經驗而進行沒有客觀評估的治療方法。然而，這些會導致醫療過失，助長輕視患者的想法，經過反省認為應該以科學證實的數據做為基礎提供醫療，這樣的想法以歐美為主擴展開來，而且引入日本。

專家認為出現局部復發即表示很有可能也轉移至他處，因此有必要進行全身療法。

轉移性乳癌的治療
以全身療法為主

乳癌容易轉移至淋巴結、骨頭、皮膚等部位，也會轉移至肺臟、肝臟及腦部。癌症出現轉移後仍保有最初發生癌的性質，因此乳癌即使轉移至皮膚及肺臟也不會稱做為皮膚癌或肺癌，而是稱之為轉移性乳癌，藥物也是使用對於乳癌有療效的藥物。

轉移性乳癌的治療以全身療法為中心，但現階段沒有治癒的方法，因此以延緩惡化、緩和症狀、維持QOL為治療目的。但現在已經開發有各式各樣的藥物，並在藥物的組合上做許多研究，因此和過去相較，患者可以延長更長的生命。

轉移性乳癌的治療
從副作用少的藥物依序投藥

乳癌的全身療法有荷爾蒙療法及化學療法。荷爾蒙療法的副作用較少，因此若有荷爾蒙感受性者即進行荷爾蒙療法，但若沒有荷爾蒙感受性則進行化學療法。維持轉移性乳癌患者的QOL極為重要，因此，會從副作用少的藥物開始投藥。119頁圖是復發・轉移性乳癌的治療流程。

《乳癌診療指引　藥物療法》中，停經前的轉移性乳癌若具有荷爾蒙感受性，第一次進行治療時強烈推薦使用**LH-RH agonist**藥劑及**Tamoxifen**的併用療法。若為停經後且具

備忘小錄

骨轉移的治療……放射線治療對於骨轉移有療效，抑制骨吸收且預防骨質疏鬆症的Bisphosphonate的點滴藥劑也有療效。

腦轉移的治療……腦內有防治異物侵入的血液腦障壁，所以抗癌劑很難發生效用。此時會利用全腦照射將整個腦部進行放射線照射，或使用將γ射線聚集成一點的γ刀裝置進行放射線治療。

復發性乳癌的治療藥物選擇

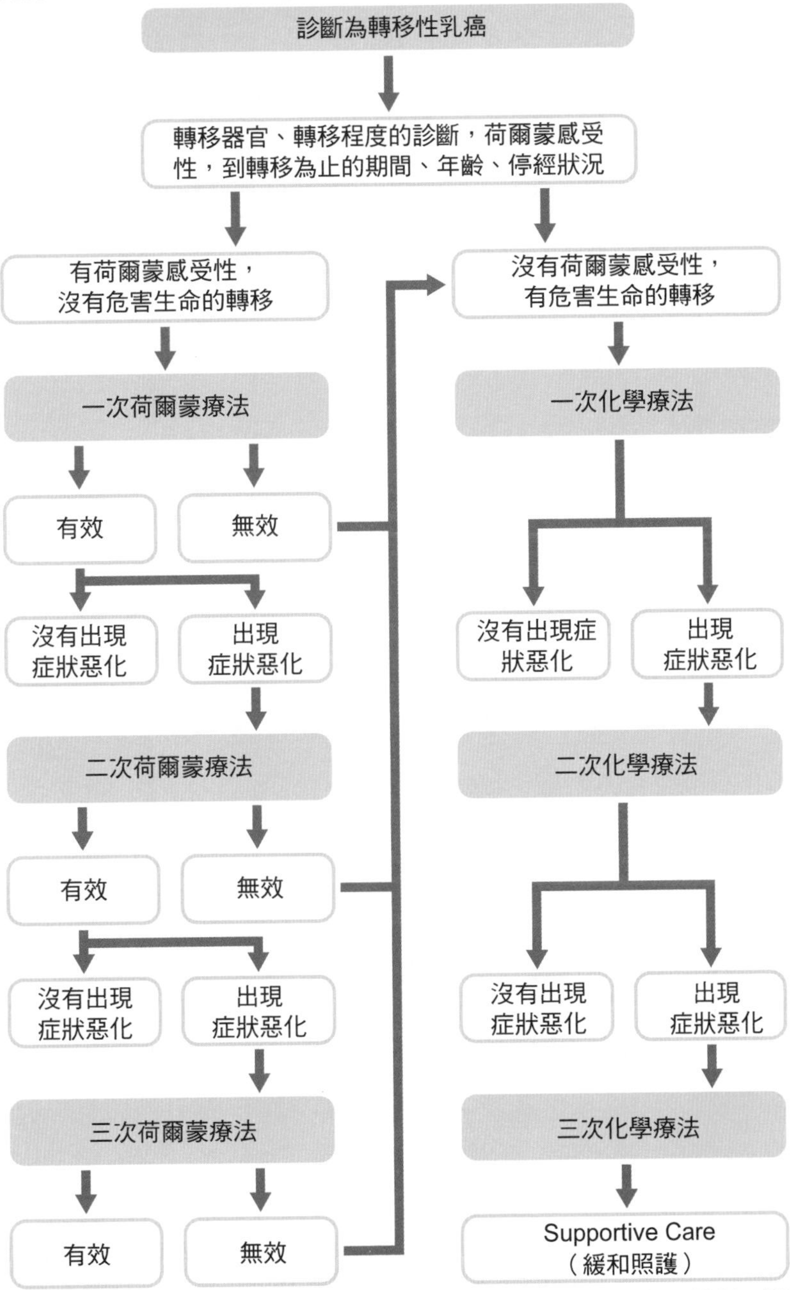

（M.D. Anderson Cancer Center「Hortobagy：NEJM」1989）

有荷爾蒙感受性，則建議使用Aromatase抑制劑做為第一次治療。

至於抗癌劑，建議以含有Anthracycline類或Ttaxane類的治療做為一次化學療法。第二次化學療法時建議使用第一次化學療法中未使用到的Anthracycline類或Ttaxane類。

最近經常被使用於轉移性乳癌的化學療法是Ttaxane類的Paclitaxel（商品名為Taxol）。特別是每週投予少量Taxol的「Week Taxol」被認為有效於延長壽命。

其他，當Anthracycline類及Ttaxane類的抗癌劑無效時，使用Capecitabine（商品名為Xeloda）被認為有效。Capecitabine為口服抗癌劑。

用於復發的新型分子標靶治療藥登場

用於治療復發・轉移性乳癌的全新治療藥Trastuzumab（商品名Herceptin）於二〇〇一年開始被正式使用。稱之為分子標靶治療藥，是只作用於病因分子的藥物。

癌細胞的細胞膜中有ＨＥＲ２受體，其任務是將癌細胞增殖時所需訊息由外部傳至細胞內（參照第１２１頁圖）。若ＨＥＲ２受體出現過多，增殖時所需訊息就會被大量傳入，癌細胞就會大肆增殖。Trastuzumab是和ＨＥＲ２受體結合，使其無法傳入訊息的藥物。

Trastuzumab是否有效，需從是否有過多的ＨＥＲ２受體來判斷。Ｈ

備忘小錄

Trastuzumab的感受性的診斷……將乳癌的組織染色調查ＨＥＲ２受體是否過多。判斷時依染色的情況可分為０、１＋、２＋、３＋的四個階段。Trastuzumab最有效的是３＋，其中約半數的人產生效果，２＋中約一成的人產生效果。此外對於２＋的人也會進行ＦＩＳＨ法的檢查，若為陽性者建議給予Trastuzumab的投藥。

ER2受體呈陽性者，很多都是荷爾蒙受體呈陰性，因此 Trastuzumab 可以說是荷爾蒙療法沒有出現療效者的福音。HER2受體呈陽性者占乳癌全部的15～20％。

Trastuzumab 與 Weekly Taxol 併用可以獲得更大的療效，《乳癌診療指引藥物療法》中，對於HER2受體陽性的轉移性乳癌，Trastuzumab 的單獨使用或與化學療法併用，兩者皆給予強烈推薦。

至於 Trastuzumab 的副作用，在最初的投藥時約40％的人會出現發燒、寒顫等症狀。第二次以後的投藥則減少至5％。此外，有的會引發心臟毒性，約5％的人連輕微運動也會出現喘不過氣等症狀。因此，不能併用會造成心臟出現副作用的 Anthra-cyclin 系的抗癌劑，且治療中必須定期檢查心臟功能。

分子標靶治療藥的作用

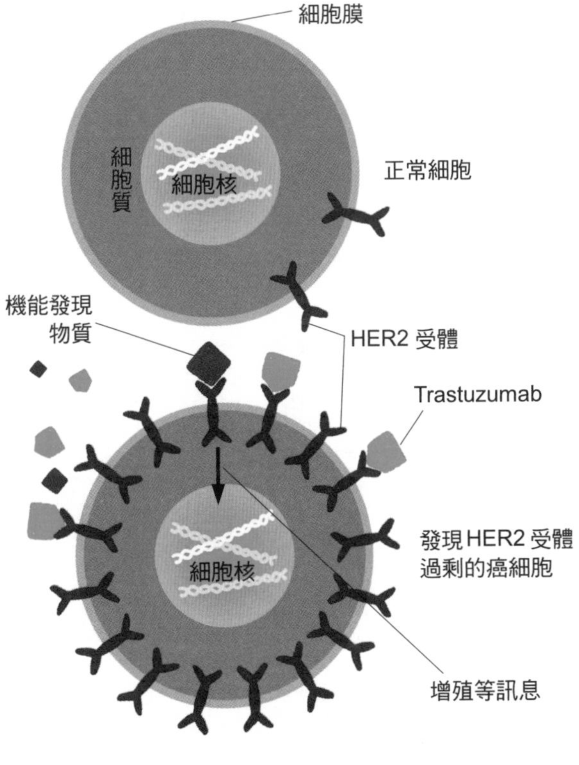

非侵犯性癌的治療

最近可以進行乳房保留療法的實例漸增

非侵犯性癌中有很多是猶如在乳管中呈爬行似地擴散開來的類型，以往手術前的影像檢查一直無法正確掌握擴散的範圍。因此，為了避免會有癌的殘留，幾乎都是進行全部乳房切除。

非侵犯性癌若能不殘留地切除，是百分之百可以治癒的癌。然而，若有殘留，接下來就會以侵犯性癌的狀態復發。好不容易發現時是百分之百可以治癒的癌，如果出現復發便會失去其意義，所以一直是以乳房切除術治療。

很幸運的，最近MRI、CT超音波等的影像畫質提升許多，現在已經可以正確把握癌症的擴散情況。因此，連乳房保留療法也可以不殘留地切除，在保留住的乳房進行放射線照射也可以預防局部復發。只是，也有因為擴散範圍過大而必須切除乳房的例子。若是這種情況，可以選擇進行乳房重建。

備忘小錄

非侵犯性癌的淋巴結轉移……非侵犯性癌是乳癌在乳管中呈現逗留狀態，因此理論上是不可能轉移至淋巴結。然而，有少數例子是被診斷為非侵犯性癌的乳癌，卻出現淋巴轉移。這些被認為是因為侵犯被忽略的緣故。

年輕女性的乳癌治療

包括懷孕、生產，皆與主治醫師商量後再接受治療

乳癌是40歲以後容易出現的癌症，然而也有20歲年齡層的人罹患乳癌。所以最晚也請在年滿30歲後，每個月做好乳房自我檢查，每年接受一次乳癌篩檢的超音波檢查。特別是父母及姊妹中有2人以上是乳癌患者時，需當心罹患乳癌的可能性（參照第31頁）。

年輕女性的乳癌大多沒有女性荷爾蒙感受性，因此不能期待荷爾蒙療法。且復發率較高，因此如果發現乳房出現異樣，建議及早接受乳腺專科醫師的診斷。在接受抗癌劑及荷爾蒙療法劑投藥時不能懷孕，有的人甚至會出現停經現象，因此若是期望懷孕者，請將這點也跟主治醫師協商，選擇接受自己也能同意的治療方式（參照第43頁）。雖然懷孕中也能接受乳癌的手術，但若是懷孕初期，手術會導致流產機率增高，因此可以的話等到安定期再接受手術。此外，因為放射線無法等到產後才進行照射，因此無法進行乳房保留療法，會進行乳房切除手術。

備忘小錄

可以懷孕的乳癌治療……抗癌劑及荷爾蒙療法劑的投藥期間不但不能懷孕，有許多人甚至在投藥結束後，因高齡而不易受孕，結果只能放棄懷孕。然而，若是投給LH-RH agonist藥物停止卵巢機能，之後再投給抗癌劑，治療後月經恢復的可能性較高。現在，這個治療法正在進行臨床試驗中。

高齡者的乳癌治療

如果沒有體力上的問題，手術及化學療法都可以進行

最近，停經後的乳癌患者增加，也有不少人是高齡後才罹患乳癌。歐美國家從以前就有許多停經後的乳癌患者，日本隨著乳癌增加的同時，發病年齡也越與歐美國家近似。

基本上70歲、80歲年齡層的乳癌治療法和滿60歲以前的患者一樣，若沒有體力上的問題，同樣也會進行手術，甚至還有人曾接受乳房保留療法。

關於藥物療法，如果有女性荷爾蒙感受性的話，會進行投給Aromatase抑制劑及Tamoxifen等的荷爾蒙療法，沒有感受性也可以進行化學療法。

只是，高齡者需注意的除了體力，還需注意高齡者常會併發其他疾病，有許多人會為這些疾病使用藥物。

此外，Aromatase抑制劑的副作用有骨質疏鬆症、關節疼痛及手指僵硬等症狀。特別是高齡者，更需做好骨質疏鬆症及骨折的預防。

備忘小錄

腫瘤內科醫師……美國早在40年前就已經出現的癌症專科的內科醫師。但在日本，癌症的治療一直是以外科為中心，藥物療法也都由外科醫師進行。然而，隨著藥物療法的進步及復雜化，內科專科醫師也逐漸成為需求。二〇〇五年，日本臨床腫瘤學會中認定了「癌症藥物療法專科醫師」，腫瘤內科醫師正式誕生。日本癌症學會也正為專科醫師制度進行準備之中。

COLUMN

今後的乳癌治療

治療法的選擇增加，近似量身訂做的個人化治療

乳癌被認為是容易治癒的癌症，因為在乳癌有荷爾蒙療法這項特殊治療方法的關係。抗癌劑也因可以使用Ttaxane類的Paclitaxel及Docetaxel以來，為已經出現轉移的乳癌患者立下延長生命的大功。此外，還有分子標靶治療藥Trastuzumob的出現，為無法由荷爾蒙療法獲得療效的患者提高預防復發的效果。

目前正在進行臨床試驗，等待認可的藥物有血管新生抑制劑。繁殖激烈的癌細胞需要有大量的營養供給，因此會在自體周圍進行血管生成，藉此獲得營養補給。這就是所謂的血管新生。血管新生抑制劑就是阻止血管的新生，抑制癌細胞增殖的藥物。其他也有正在研究之中的免疫療法、癌疫苗以及基因療法等各種不同的治療方法。

像這樣各種類型的治療藥增加，也就代表增加許多治療方法可以做為選擇。特別像是荷爾蒙療法劑及Trastuzumob，並非每個人人都可以使用，必須經過檢查確定患者對藥物的感受性有無，決定標靶後才可使用藥物，這可以說是更接近了所謂理想醫療的個人化治療。

由專家組成的小組進行治療的多科團隊診療照護

癌症治療不單只是手術，更結合了荷爾蒙療法、化學療法及放射線療法等各式各樣的治療方法為癌症進行治療。這樣的治療稱為多科團隊診療照護。為了進行多科團隊診療照護，不僅只有進行診斷及手術的乳房外科醫師，還有各項領域的專家組成團隊進行治療。乳癌的治療需以下人才的參與。調查癌症組織．細胞的病理科醫師、技師、擔任藥物療法的腫瘤內科醫師（參照第124頁）、進行X光檢查及放射線療法的放射線診斷醫師、放射線治療醫師、進行乳房重建的整形外科醫師、護理師、藥劑師、營養師、擔任復健的復健師、接受有關復職及各種疑問協商的社工及社服（病友團體）等。

藉由多位專家的參與，可以提供高品質的醫療，提供患者的支持。

復發・轉移 Q&A

Q 擔心沒有發現復發・轉移？

如果手術後出現復發・轉移，是否可以馬上發現？應該如何注意？

A 關於局部復發的發現，需靠自我檢查。

手術後的患側乳房發生局部復發時，可經由乳房自我檢查來發現。乳房自我檢查是最少每個月一次，洗澡時用抹上肥皂液的手指觸摸乳房，檢查是否有硬塊（參照第49頁）。當然，另一側的乳房自我檢查也是必要的。出現遠端轉移時，依轉移到部位會出現不同症狀，倦怠、腰背疼痛及食欲不振等，出現與平日不同的症狀時，都應與主治醫師商量。

Q 復發・轉移時，醫生會告訴我嗎？

當發生復發・轉移時，醫師還會跟最初接受治療時一樣將實情告訴我嗎？

A 告知實情的例子增多。

近年來的傾向是在發生復發・轉移時也會將實情告知患者。復發・轉移的治療，很多時候會使用到抗癌劑，因此患者可能會受副作用之苦。若能了解為何有接受這一治療的必要性，才能克服痛苦。但是因為患者會比最初得知罹患癌症時更受打擊，所以醫師應該會花更多的時間說明。有時患者可能會因為受到過度的打擊而無法理解醫師的說明，因此建議請家人或朋友一同出席。此外，若有任何擔心的症狀出現時，由患者主動向醫師提問也是有必要的。

Q 復發・轉移的檢查需要做到什麼樣的程度比較好？

自從接受手術以來已經有5年的時間了，這段期間接受的檢查只有每年一次的乳房攝影術，再加上定期檢查時的血液檢查及胸部X光攝影檢查而已。我的姊姊在別家醫院接受手術，定期檢查時每次都有乳房攝影、骨骼閃爍造影術及CT檢查等內容。請問檢查時應該做到什麼程度比較好？

A 有意義的檢查只有一年一次的乳房攝影。

大規模臨床試驗的結果顯示，有意義的手術後檢查只有每年一次的乳房攝影術而已。因為進行其他檢查而及早發現復發者與沒有接受其他檢查者做比較，發現並沒有生命預後獲得改善的數據。關於復發，專家認為最好是能在出現特定症狀時，再進行與症狀相關的精密檢查比較好。進行超過需要的檢查是沒有意義的。與其接受過度的檢查不如在身體出現變化時，確實告知醫師，當下再接受有必要的檢查。與歐美國家相較，日本被認為有過度檢查的傾向。

Q 轉移的早期發現沒有意義嗎？

有些書上寫到，若是轉移的話，發現時已經轉移到全身，所以及早發現也沒有意義。轉移的早期發現是不是真的沒有必要？

A 合適的藥物比早期治療重要。

發現轉移時，其實癌細胞已經順著血液流向全身。因此，不僅針對影像攝影等檢查時發現的轉移部位，還應推測其他部位也可能隱藏有癌細胞，在此推測下是應該進行治療。最初的治療，在癌越小的時候發現並進行切除即有可能治癒，但若是轉移，儘管在越小的時候發現並且進行切除，其他部位再度出現轉移的可能性仍高。因此荷爾蒙療法及化學療法等全身性療法比手術更有必要進行。這樣的情況，藥物療效的有無影響著延壽的可否。

Q 乳癌出現轉移後仍可以存活很久嗎？

乳癌出現全身轉移卻還能活很久的人似乎並不罕見。

這是乳癌的特徵嗎？還是特

定於某些人呢？

A 借助強力的武器可能長期存活。

就算出現全身轉移，藥物與癌細胞猶如鑰匙與鑰匙孔，如果相當合適的話，就會很有療效，可以長時間抑制癌細胞的增殖。

治療乳癌時，可以使用荷爾蒙療法劑這種強力的武器，對於在荷爾蒙療法無法獲得療效的人，有些則容易在使用分子標靶治療藥的 Trastuzumab 投藥下發生療效。

就像這樣，乳癌除了抗癌劑以外，還有許多的選擇，所以就算出現了全身轉移也可以活很久。如果將乳癌比喻成火山，在火山爆發時就把它抑制下來，讓它變成休火山。盡量保持為休火山狀態，如同富士山，雖然是火山卻一直是呈現休止狀態。癌的增殖獲得抑制，日常生活也就不成問題。

乳癌出現全身轉移，但仍有活很久的可能，這就是乳癌的特徵，同時也與治療的選擇項目眾多有關。

Q 轉移後該如何才能接受到優質治療？

轉移時，希望能由出現轉移的臟器的專科醫師診治，但聽說目前大多是由多科團隊診療照護。請問轉移後如何才能接受到優質的治療？

A 請與乳腺專科醫師及腫瘤內科醫師商量。

轉移的乳癌治療以荷爾蒙療法、抗癌劑及 Trastuzumab 為主的全身療法進行治療。這些治療以什麼樣的順序及組合進行，才是重點。熟悉這種方法的是乳腺專科醫師及腫瘤內科醫師（參照第124頁）。建議到有這些專科醫師的醫療院所接受診療。如果除了主治醫師所介紹的治療以外還想知道其他事項時，接受第二意見也可以獲得極大幫助。建議向主治醫師索取相關資料，帶著去做第二意見諮詢。

Q 乳癌末期也會疼痛嗎？

20年前，死於子宮頸癌的家母曾受疼痛的折磨。乳癌末期時是否也會造成疼痛？有沒有止住疼痛的方法？

A 可以極力避免疼痛之苦。

依乳癌的復發部位其症狀也會有所差異，若轉移至骨頭，會出現骨頭變形及骨折等症狀而造成疼痛。如果轉移至內臟，周圍神經受到壓迫會造成疼痛。然而，最近有許多是以嗎啡（Morphie）為主的鎮痛藥，可以達到副作用少且持續性止住疼痛。

Q 安寧病房與一般病房有什麼不同？

聽說安寧病房專為癌症末期患者開設，請問安寧病房與一般病房有何不同？

A 安寧病房提供重視緩和症狀的醫療。

安寧病房是照護不希望接受抗癌劑及放射線等積極性治療的患者，緩和癌症所帶來的痛苦，協助患者在剩餘的生命中過得有意義的地方。有些醫師會提供有關安寧照護的資訊，不論是否要接受安寧照護，當患者發現復發時，建議調查有關安寧照護的資訊。但是乳癌藉由積極性的治療可以緩和症狀，因此很難分辨何時適合接受安寧照護。因此一直到最後都在一般病房度過的患者也不在少數。

Q 如果臨終希望家人能陪伴在身旁？

家母的乳癌出現復發・轉移，臨終時希望能在家中有家人的陪伴。請問應該注意哪些事項？

A 安排可以處理突發狀況的支持系統。

提供居家照護治療的醫師及護理人員有增加的趨勢，支持系統也比以往容易獲得。為了能在家關照臨終病人，請事先調查好在家看護時所需專業人員的使用方法以及地方政府所提供的服務內容。此外，請安排好症狀突然發生病變時可以處理的支持系統。諮詢醫院裡設置的社工人員及地方政府有關看護的相關單位都可以獲得資訊。

入院準備及住院生活

確實查問住院手續及費用等說明

有關住院的手續，醫師和護士會做說明，若有疑慮不要客氣，建議隨時提問。住院費用依住院天數、手術的方法及病床差額會有所不同。

因為住院期間較短，所以事前可詢問大概的金額，以便出院時可以給付。

在日本，最近有很多醫療院所會將程序標準化的治療及護理計劃表，也就是臨床路徑交給患者。患者可以藉此得知醫院在何時該進行哪些治療及護理，安心接受治療。（註13）

住院時間約4~10天，比以往縮短許多

住院時間長短依各個醫療院所而有所不同，現在有許多醫療院所會在門診時完成手術時所需的檢查，以減短住院時間。

一般將引流手術傷口血水的引流管拔除後即可出院。接受前哨淋巴結切片檢查的人不會放置引流管，所以在聖路加國際醫院，有越來越多的人是在手術前一天辦理住院，手術後第三天出院的人。

備忘小錄

住院前不要逞強……住院前，不要因為過度努力整理家務及工作處理身體弄垮了。乳癌手術的住院期間已經減少許多，因此不必急著在住院前處理出院後再處理也不遲的事物。

電話卡及零錢……最近，街上的公共電話數量驟減，但在醫院內公共電話仍然存在。醫院內不能使用手機，因此建議事先準備好電話卡及零錢。

手術後不必在胸部戴上任何器具，但有些醫院為了保護傷口會讓患者戴上胸帶。胸帶是具有彈性的背心內衣，有穿罩住手術患側的胸帶，也有罩住雙側的X型胸帶。

胸帶、盥洗用具及睡衣等必需品在院內的販賣部中皆有販售，住院之前沒有準備齊全也幾乎沒有問題，但建議還是在住院之前能詢問護士院內有販賣哪些東西。

住院前一天有些人可能會因為情緒過度起伏而難以入睡，建議讓自己放鬆補充睡眠。

手術後隔一天即可自行如廁

手術時會進行全身麻醉或局部麻醉。手術時間也依醫療機構及手術方式而有所不同，大約花費時間是2個小時。之後在恢復室觀察術後的身體狀態，大約又需2個小時，結束後才回病房。麻醉醒後如果有感到疼痛時會給予止痛劑。

手術後隔天一早即可自行如廁，也可以自己進食。手術後的第2~3天開始，體力就可以快速恢復。

家事在出院後即可做，若家中有人可以幫忙，建議接受數日到一週的協助，借此機會讓身體做好休息。

手術當天絕對禁食……手術時胃裡若殘留有食物或飲料會導致容易發生嘔吐，嘔吐物進入肺中則會引起肺炎。因此，手術當天從早上開始，不能攝取水分。要特別小心不要忘記不能喝水。

引流管的拔除……手術當天，回到病房時身上會插有點滴的針、導尿管，以及引流管等各式各樣的器具，其中點滴的針及導尿管會在隔天拔除（在台灣大部分沒放導尿管）。引流管則是一天的排液量在50 ml以下的話即可拔除。一般是在手術後4~5天左右即可拔除。

手術後的復健

最初不要太過勉強，從手及手肘開始活動起

若是廓清腋下淋巴結，手臂會較難活動，但若是前哨淋巴結切片檢查則不必特別進行復健也可以自由活動手臂。

因此，並非所有的人都需進行復健，但手術患側的手臂有沉重無力及難以上舉等現象出現時，建議手術後隔一天就可以開始活動手及手肘。

手術後一週開始（有放置引流管者在拔除引流管後開始），進行第133頁所示的運動。建議最初是各做5次，漸漸地增加至各做10次的程度。這一連串的運動一天進行2~3次。以一週左右的時間讓手臂可以向前方上舉90度為目標。若能上舉至120度，那麼幾乎就可以做其他身邊所有事。

手術後兩個禮拜開始進行爬牆運動。建議特別是在沐浴後較容易活動。

備忘小錄

用日常的動作進行復健……

尤其是將手伸往背後的動作特別有效。例如拉背後的拉鏈、用毛巾擦背、綁背後的腰帶或繩子、穿脫圓領的內衣或T恤、換手握門把等。但若有進行腋下的淋巴結廓清術者，突然激烈的動作時可能會產生刺痛，因此不可過度逞強。

●手術後隔天開始

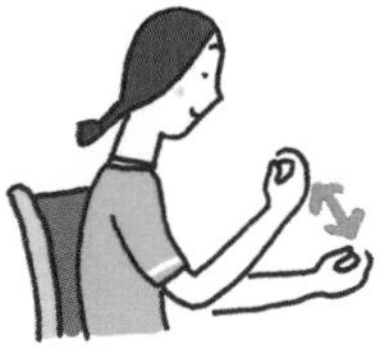

坐著，彎曲手肘

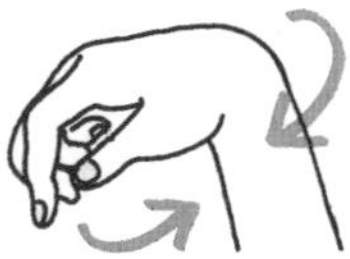

旋轉手腕

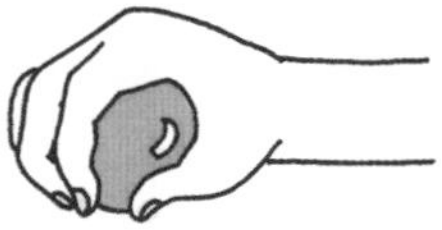

握球

●手術後一個禮拜開始

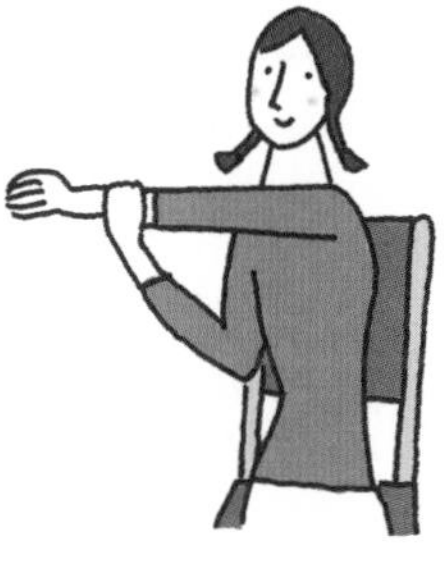

②身體不動，抓住手術患側，盡量朝健康側方向拉引

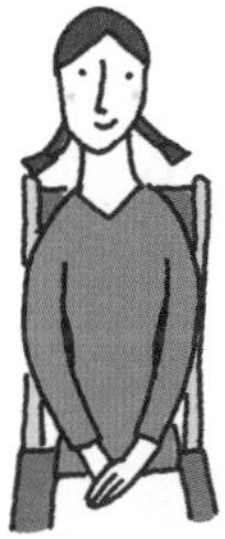

①坐在椅上，兩手伸直交叉放置前面。

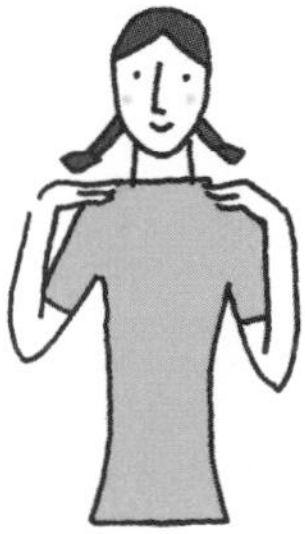

②手改放至在肩上

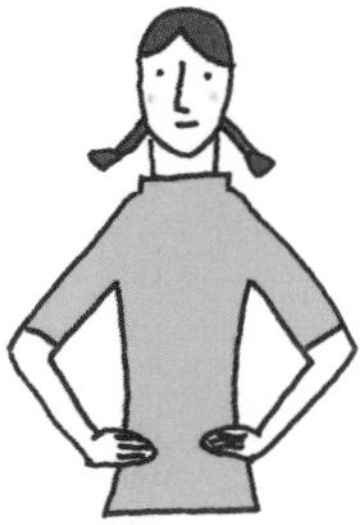

①背伸直，雙手放在腰上

●手術後兩個禮拜開始（爬牆運動）

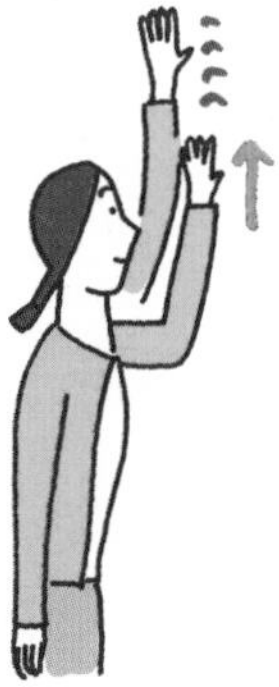

③側向牆壁，手術患側的手爬行高舉

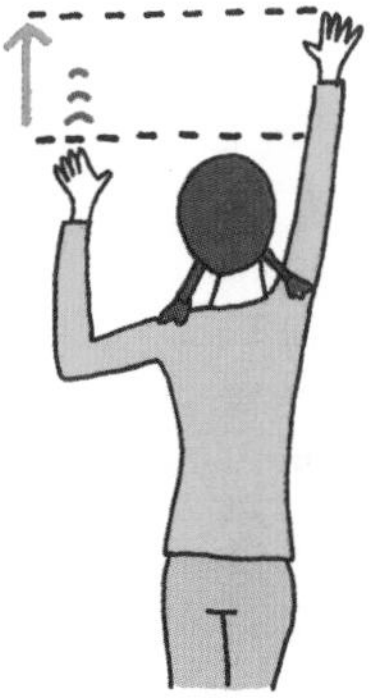

②上舉健側的手，以手指的位置做為目標，手術患側的手爬行至與健側同高處

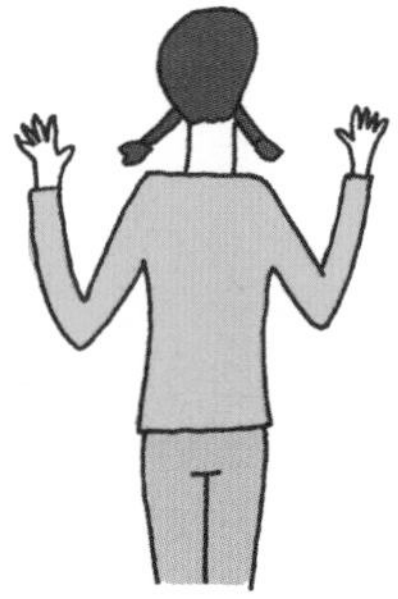

①面向牆壁站立，雙手放在牆上，位置與肩同高處

復健・住院 Q&A

Q 復健是從手術結束後的什麼時候開始進行？

聽說復健要越早進行越好。大約在手術後多久開始做較為適當？

A 大多數的人是手術後隔天就開始活動。

乳癌手術後如果長時間不活動手臂，關節會萎縮導致永久難以上舉起手臂。為此有些人認為復健是有必要的，但其實這些都是進行胸肌切除及淋巴結廓清等手術所帶來的後遺症。最近大多會保留胸肌及乳房，且淋巴結切除也在最小限度以內進行。因此，復健晚一點進行也無妨，甚至有些醫師認為在手術過後一週，傷口安定時再開始進行復健就足夠了。然而，也有醫師認為越早積極進行復健越好，並沒有硬性規定的復健表。

最近接受乳癌手術的人幾乎是在手術後隔天即可活動手臂。我個人是建議患者「第四天左右開始積極活動即可」。有放置引流管的人積極活動手臂的時機是在排出液不再呈現紅色時（沒有含血）及量變少時為準。第133頁的復健方法是給進行乳房切除及淋巴結廓清術者做為參考。一開始就手臂活動良好的人不必特別進行復健運動。

Q 復健在出院後還要維持多久？

醫護人員告訴我出院後也要繼續訓練手臂上舉。請問復健要持續到什麼時候為止？

A 兩手臂可以進行相同程度的活動。

基本上左右手臂可以進行相同程度的活動時即可結束復健。只是，之後又會不知不覺地袒護患側而減少活動的話，會導致活動不良。記得偶爾要檢查雙手活動程度是否相同。

Q 住院期間可以外出嗎？

剛好因為買房子的關係，手術後第3天必須到銀行一趟。請問住院期間可以外出嗎？

A 只要主治醫師許可即可外出。

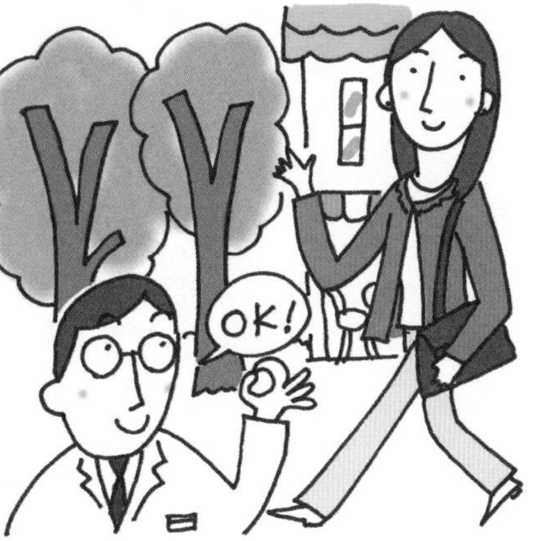

依據醫療院所的不同，住院時間及住院中的生活也會有所不同。在聖路加國際醫院是在住院的隔一天就進行手術，有接受前哨淋巴結切片檢查而未放置引流管者在手術後隔兩天即可出院。因此，如果沒有放置引流管，出院後再去銀行即可。至於引流管的拔除，大約要等到手術後3～4天才會拔除，但就算沒有拔除，只要有醫師的許可即可外出。

Q 住院期間也可以在病房內工作嗎？

因為經營公司的關係，住院期間也有一些資料必須過目。所需用品是否可以托人帶入醫院，是否可以在病房內工作？

A 如果只是處理文書等的話不會造成影響。

手術後隔天開始，幾乎可在院內自由活動。特別是文書類性質的工作並不會造成影響。只是，若是長時間住院的話，將公事帶入病房或許有其意義，但最近乳癌手術的入院時間縮短許多，應該可以不必帶大量的工作進入病房。我常跟患者說：「或許精神上所造成的壓力也有關係，所以也許可以考慮請1～2週的假，趁機讓身體跟精神都能做好休息。」當然，也有人會馬上想要復職回到工作崗位，這種情況只要避免加班，工作範圍在不增加身體負擔者，即可馬上復職。只是，接受放射線照射時，必須前往醫院，手術後約3個月的期間有必要一天請2~3個小時的假。此外，接受抗癌劑投藥的當天及隔一天，建議不要安排忙碌的計劃。

Q 乳癌手術的住院費用是多少？

請問乳癌手術住院事，費用大約是多少？

A 手術方法及藥物，依保險單自我負擔率而有所不同。

乳癌治療住院期間的醫療費是依住院日數、手術方法、放射線照射的有無、藥物的使用有無、使用藥物的種類、病床的差額等而有所不同。無法一概而論，可以詢問辦理入院相關的單位。

Q 若接受保險不給付的治療，治療費用必須全額自費嗎？

聽說如果接受了健保不給付的治療，給付時健保承認的費用也必須自費。這是真的嗎？

A 在日本，同一診療時的混合診療不被承認。

日本的健保在同一診療期間，健康保險可以給付的治療與不可以給付的治療的混合診療是不被承認的。若這樣的情況，包括健保可以給付的部分也必須自費給付，住院時也一樣，同一住院期間的混合診療也不能給予承認。（在台灣患者只需承擔健保不承認的診療費用，健保承認的診療部分不必自費給付）

在大學附屬醫院等所進行的醫療就算是健保不給付的醫療行為，若是被認同為高度先進醫療的話則可進行混合治療。這種情況醫院會獨自設定高度先進醫療的費用由患者自行負擔。然而若非高度先進醫療指定的一般醫院則不獲得承認。這種情況，若是所有的診療皆由患者支付的話會造成過大的負擔，因此，實際上有很多都是由醫院負擔。例如，乳癌治療中前哨淋巴結切片檢查時所使用的 Isotope 及色素都是保險對象以外，醫院會負擔其費用。

Q 曾經罹患過乳癌的人不能加入醫療保險嗎？

聽說一旦罹患了癌症就不能加入人壽保險及醫療保險，請問若是乳癌的情況又是如何呢？

A 可以加入，但要視條件而定。

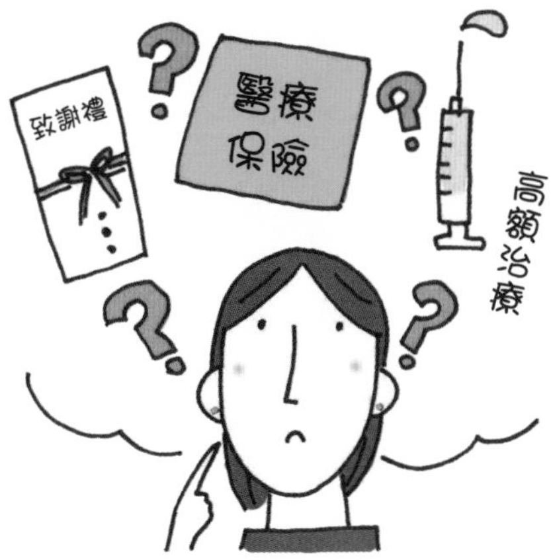

人壽保險及醫療保險之中有的是癌症患者不能加入的，但視條件而定，有些仍然是可以加入的。例如日本生命保險相互會社，就算曾經罹患癌症，只要有醫師診察證明者即可加入。另外，日本的美國家庭人壽保險公司的貼心癌保險，在接受癌症治療（為了觀察預後所做的定期檢查除外）的最後一天算起經過10年，且契約時的年齡為50~80歲者，不需醫師的診察也可以加入。因為各家保險公司條件不同，因此請與保險公司洽詢（主婦之友出版社編輯部調查）。

Q 向醫院的致謝禮該如何送？

住院期間，受到醫師及護士的細心照顧。出院時希望能表達謝意，請問該做到什麼樣的程度比較好？

A 寫感謝信、捐款給醫院，或當義工都可以。

原則上金錢禮品的謝禮是不用的。建議可以將感謝表達在信紙上。如果一定要付出超出這個以上的謝禮的話，建議不是回饋給個人，而是募捐給受到照顧的醫院及癌症協會。

最近也有越來越多的人加入義工的行列。生病時受到許多人的照顧，所以恢復健康後也改以站在照顧患者的立場支持。像這樣的感謝都是很好的方式。

乳房重建——找回失去的乳房

乳房重建可分為立即性重建及延遲性重建

癌症的治療，從被認為只要能夠挽救生命就可以的時代，到被認為該維持QOL的時代，乳房重建也成為理所當然的治療而被廣泛接受。

乳房重建的時期有與乳癌手術同時進行的「立即性重建」，及乳癌手術後隔一段時間再進行的「延遲性重建」。

立即性重建的好處在於可以減少手術的次數，但若復發則可能必須切除好不容易重建的乳房。而且，為了接受罹患乳癌的事實，精神狀態緊繃，可能沒有餘力謹慎思考有關乳房重建之事。若是這種情況，延遲性乳房重建雖然手術的次數增多，身體的負擔也會增大，但其優點在於可以在充分考量後謹慎決定。

使用自體組織的方法可利用背部或腹部的組織

乳房重建的方法有使用自體組織的方法及使用義乳的方法，同時也有兩者併用的方法。

使用自體組織的方法有使用腹部組織的「腹直肌皮瓣法」，及使用背

備忘小錄

乳頭・乳暈的重建……乳頭・乳暈的重建是在乳房形狀穩定後，例如採自體組織方式者需要1年左右以後才進行。如果太早為乳頭・乳暈重建的話，之後乳房會下垂，導致乳頭・乳暈的位置下移，左右不平衡。經過1年左右，重建的乳房下垂，除了形狀會定型，變硬的脂肪也會變得柔軟。

重建的方式是如果另一側的乳頭夠大，就從健側乳房取出一半的乳頭進行移植，

部組織的「闊背肌皮瓣法」。此外，若是使用腹直肌，又分別有使用皮膚＋肌肉＋脂肪的「帶莖皮瓣」及使用皮膚＋脂肪的「游離皮瓣」。

若是帶莖皮瓣，會保留輸送氧氣及營養的血管，但移除移動肌肉的神經後移植至乳房。因此，重建後不會有血液循環不佳的情況，但因為不能活動肌肉所以會出現萎縮。因此，使用移植量較多的闊背肌皮瓣時，會預測萎縮程度，重建成比健側（健康的一側）乳房稍大。然而萎縮程度依人而異，因此有時候會需要修整左右乳房的大小平衡。

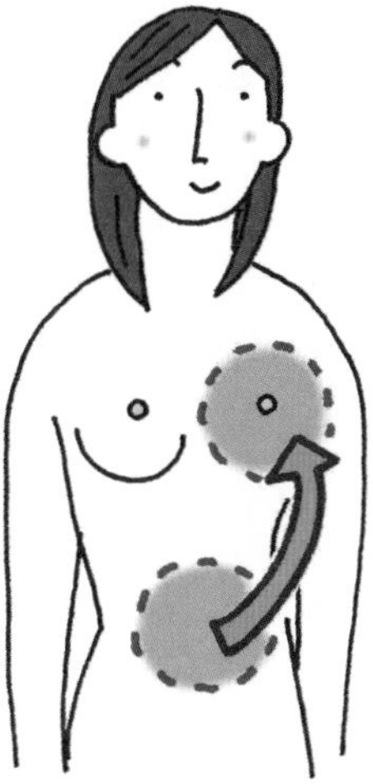

關於這點，游離皮瓣比較容易取得兩側大小平衡，但血液的供給必須仰賴吻合血管，這可能會造成血流障礙。其結果可能會導致好不容易重建的乳房壞死。帶莖皮瓣也可能因血流障礙造成壞死的情況，但只會出現在某一部分。相對地，游離皮瓣則可能造成全部壞死。

當然，這樣的事故並非頻繁。在聖路加國際醫院，尚未發生任何一例是自體組織重建手術的乳房壞死，但也請不要忘記也有危險的例子。

乳暈部分則用紋身的方式重建。如果另一側的乳頭不夠大，則會利用鼠蹊部的皮膚進行移植。在門診即可進行手術。

自體組織立即性重建的住院時間是乳癌手術＋兩週

使用什麼方法進行乳房重建，決定於醫師的想法及醫師擅長的方法。聖路加國際醫院不論是使用義乳或是自體組織，幾乎都是採立即性重建，而自體組織的立即性重建使用的是腹直肌的游離皮瓣方式。

使用自體組織的立即性重建是在乳癌手術後馬上取下自體的組織進行重建。手術時間依症狀而異，通常會花費4個小時，手術後會在患部放置引流管，住院日數約兩星期。

使用自體組織的乳房重建可以讓對植入人工物體有排斥的人容易接受，而且也可以足夠應對乳房根除術等大範圍的切除。健康保險可以給付也是其優點。只是，會殘留腹部或背部的傷口是不爭的事實。

另外，最近的乳癌手術就算是切除乳房內大量的脂肪組織，因為切開的皮膚小，所以利用自體組織時，也要移植小塊皮膚且加上大量脂肪。

為此，移植至乳房時可能會造成血流變差，脂肪組織變硬。但就算會變硬，通常也會在1年以內變軟，只是有時候也可能拖延到3～4年。

人工義乳的種類有矽膠與生理食鹽水包

使用人工義乳的重建有「直接置入法」及「組織擴張法」。

直接置入法適用於保留有蓋住胸大肌及義乳的皮膚者，通常是在乳癌手術後馬上進行，也就是立即性重建

備忘小錄

自體組織重建時的定期檢查

……聖路加國際醫院的情況是，為了照顧傷口，出院後第一個月需每週接受一次定期檢查。如果沒有問題，大多會在接受乳癌手術後的定期檢查時一同檢查。

手術。

義乳的種類有生理食鹽水袋及果凍矽膠。生理食鹽水袋如字面上的意思，裡面裝的是生理食鹽水，所以可以與沒有接受手術的健側乳房比較調整大小是其優點。然而，有可能會在站起及坐下時發出水的移動聲，或出現皺摺，另外觸感也沒有果凍矽膠自然。

雖說是矽膠，但並非以往所使用的膠狀矽膠，而是像軟糖一樣有有凝聚性的柔軟固體狀物質，因此就算表面出現破損也可以不必擔心會滲出。與生理食鹽水袋相較觸感格外柔軟，患者的滿意度也相當高。

只是果凍矽膠有40g、60g等固定的大小，因此可能無法獲得雙側同樣大小的乳房。

如果在意左右大小的差異，就得在健側乳房進行微調整手術。

對於人體而言，義乳是種外來物質，自我防衛反應會出現形成莢膜（Capsule），之後會變硬，我們稱之為「莢膜攣縮」。最近常被使用的組織擴張器及果凍矽膠都幾乎不會產生莢膜攣縮，但為了預防建議患者在洗澡時為乳房進行按摩。

撐開皮膚後置入義乳的組織擴張法

組織擴張法是雖保留有胸大肌，但沒有足夠遮蓋義乳的皮膚組織時所進行的方法，通常是在乳房切除術後進行。

首先，會在皮膚下放置氣球狀的

義乳重建時的定期檢查……

BREAST SURGERY CLINC（參照第7頁）的定期檢查是1個月後、3個月後、半年後各檢查一次，之後則是每隔1年檢查一次。並非硬性要在這些時段進行檢查，但因為果凍矽膠還沒有受到厚生勞働省的認可，所以是透過醫師以個人名義進口使用。目前尚未出現問題，但在日本的使用歷史並不是很長，如果出了問題，做好定期檢查才可以及時做好完善處理。

組織擴張器，再將生理食鹽水注入。然後每個月追加一次生理食鹽水，漸漸地將皮膚撐開，讓皮膚不恢復原狀持續放置3個月左右後再改放置義乳。

放置組織擴張器的手術需進行全身麻醉，但只需30分鐘即可完成，也可在乳癌手術的同時進行。

之後追加生理食鹽水時是在門診進行，換置義乳時也進行全身麻醉，但也只需30分鐘，可以在手術當天回家。

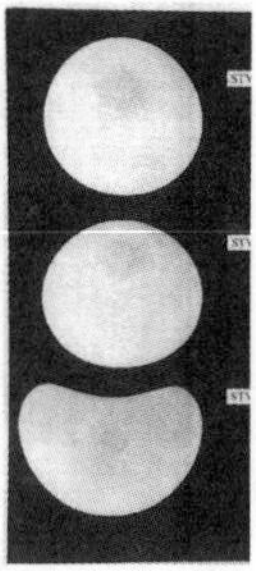

組織擴張器（Tissue Expanders）
為了撐開皮膚，置入胸大肌下。依重建乳房的大小而有幾種不同種類。

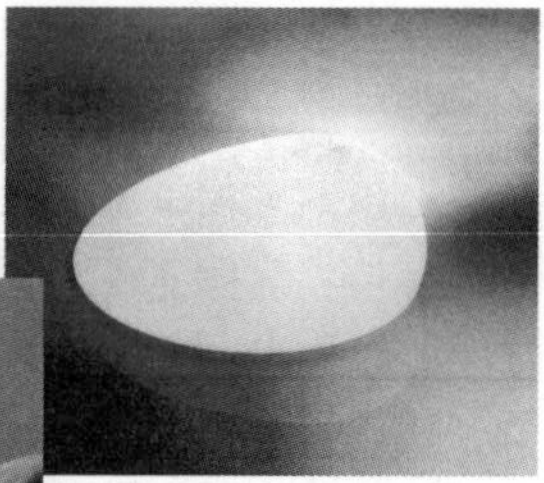

果凍矽膠
完全撐開皮膚後放置，與擴張器交換。

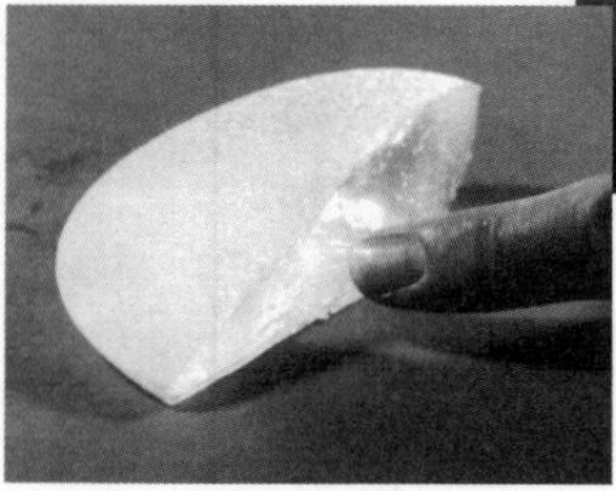

果凍矽膠的斷面
萬一破裂也不用擔心會流出。

（照片提供 Inamed 公司）

乳房重建 Q&A

Q 乳房重建會造成復發時難以發現嗎？

目前確定必須接受乳房切除術。考慮在手術的同時進行乳房重建，但擔心是否會造成局部復發時難以發現？

A 局部復發會出現在表面，所以可以查知。

基本上，隆乳的素材是放置於胸大肌的下面，而局部復發是發生在皮膚及皮下，所以不會造成難以發現的現象。而且現在超音波等檢查方法都很發達，不用擔心復發難以發現的問題。

Q 放射線照射會影響乳房重建嗎？

我接受了乳房保留療法，但乳房出現變形。我希望可以進行乳房重建恢復美麗的乳房，想知道如果接受了放射線照射，是不是會導致乳房難以重建？

A 根據皮膚的情況而有所不同，請跟專科醫師商量。

接受放射線照射後，過度出現皮膚障礙的人，皮膚可能會很難以撐開，血液循環不良導致傷口不易癒合。

因此，可能會比普通的情況更容易出現合併症，但這也依皮膚的狀況而有所不同，並非完全不能進行重建。建議試著到乳房重建專科與整形外科醫師進行諮商。

Q 乳房重建的費用大約需要多少？

聽說健保不給付乳房重建的費用。請問費用大約是多少？

A 最近保險給付的範圍增多了。

一直以來日本健保都會給付使用自體組織進行的乳房、乳頭及乳暈的重建。在過去人工義乳的情況雖然不能給付，但保險制度更改，自從二〇〇六年4月開始，立即性重建的話可以給付手術的技術費用。

只是，組織擴張器等費用不在給付範圍，因此需要自費。另外由組織擴張器換成矽膠時的手術費用及果凍矽膠的材料費都不能給付。

關於保險不能給付，每個醫療院所都有自己的設定價位，因此建議至考慮接受重建的醫療院所查詢。（註14）

Q 乳房重建是手術後幾年為止可以進行？

一直很怕乳癌手術後馬上又會復發，所以沒有餘力思考有關乳房重建的事。經過10年一切穩定下來了，卻開始後悔當初沒有做重建手術。

請問手術後經過多年是否就沒有辦法再進行了？

A 不論經過幾年乳房都可以重建。

沒有乳癌手術幾年以後就不能接受乳房重建手術的這種事。如果有意重建，可與主治醫師或者有進行乳房重建的整形外科醫師商量。

Q 想切除乳房切除後出現的脂肪硬塊？

半年前75歲的我進行了乳房切除術，但發現腋下出現有如疙瘩似的硬塊，覺得非常有礙眼觀。我打算接受美容整形的脂肪吸引，但……

A 建議手術後觀察1~2年後再決定。

高齡且肥胖者，手術部位與背部脂肪的界面處會很明顯，因此可能會特別在意。

特別是手術後半年左右，傷口變硬後更為明顯，但經過1~2年以後會恢復到原本的柔軟狀態。到那時，建議先觀察情況再做決定。但還是不建議進行脂肪抽吸。

乳癌手術後的乳房與健側的乳房相較，容易發生傷口黏連且血管及神經與脂肪過近，容易發生意外。建議以手術的方式移除脂肪較為安全。

第3章
預防復發且讓生活多彩多姿，治療後定期追蹤檢查與生活注意事項

為了預防復發，應該確實接受必須的檢查，並且在生活中遵守應該注意的事項。但也不必因此而成天擔心復發而讓生命顯得無趣。
為了讓患者在手術後也能生活得多彩多姿，在此章節中將提供許多有幫助的相關資訊。
請選擇所需要的資訊，讓接下來的人生過得更有意義。

手術後的定期追蹤檢查

手術後3年之間 每3～6個月需接受追蹤檢查

儘管已經藉由手術將乳癌完全摘除，但也不代表不再出現復發及轉移。而且沒有接受手術的乳房也有可能出現乳癌。

因此，每個月一次的乳房自我檢查是不可欠缺的，同時醫療院所的定期檢查也是有必要的。

手術後定期檢查的間隔及檢查內容依照醫療院所而有所不同，日本癌症學會所編的《乳癌診療指引檢查・診斷》中指出，復發可能性較高的手術後前3年每隔3～6個月，接下來的2年每隔6～12個月，之後每隔1年接受一次問診及視觸診是有效的。

能在接受手術的醫療院所進行定期追蹤檢查最理想，但若是往返醫院有困難，也可以選擇在設有乳房外科的醫療院所接受定期追蹤檢查。

每年一次的乳房攝影對於乳癌的早期發現有幫助

那麼問診及視觸診以外的檢查應要間隔多久進行一次呢？

這也依每個醫療院所而有所不同，但以每年進行一次乳房攝影及超

備忘小録

腫瘤指標……由癌細胞所產生，或正常細胞對癌細胞發生反應時所製造出來的物質。目前所知的腫瘤指標約有30種，而利用於乳癌的腫瘤指標有CA15-3、CEA、NCC-ST-439及BCA225等四種。腫瘤指標也用於檢查手術後復發・轉移的有無，但主要用在調查乳癌的治療效果。

然而，因為有許多的腫瘤指標是癌症以外的疾病也會產生的物質，及對早期的癌

音波檢查的醫院較多。

《乳癌診療指引 檢查．診斷》中強力推薦的是未接受手術的健側乳房每年只需接受一次乳房攝影檢查。

有臨床試驗結果報告指出，進行乳房攝影檢查者比只有進行視觸診者在更早階段發現乳癌。

然而，對於接受乳房保留療法的乳房進行乳房攝影的有用性則尚未獲得證明。

藉由機器所做的定期追蹤檢查減少到最少的傾向

因為血液檢查只要採少量血液就可以獲得各式各樣的檢查結果，所以血液檢查經常被使用。

特別是有給予抗癌劑投藥時，為得知是否造成骨髓功能不佳，需要檢查白血球數及血小板數，為了解代謝藥物的肝臟是否受到影響，需要調查肝功能。另外，也檢查復發跡象的腫瘤指標。

其他，也有進行調查是否出現肺部轉移的胸部X光檢查及調查是否骨轉移的骨骼閃爍造影術等檢查。

然而，最近有越來越多的醫療院所將科學上未獲得證明為有用性的機械檢查減少到最少限度。原因是專家們認為應該將患者的負擔減少到最小限度，所以只需進行真的有效於發現復發的檢查。

症並不會出現異常值，還有在出現轉移時卻不出現異常值等弱點，因此只有腫瘤指標並不能進行癌症的診斷。現階段僅能做為輔助性的檢查。

手術後發生手臂水腫（淋巴浮腫）的對策

手臂水腫是淋巴的循環受到阻礙所引起的

進行過腋下淋巴結廓清術的人一定要注意的是手臂水腫。如果進行了淋巴結廓清術，淋巴液就會堵塞在進行淋巴結廓清術的部位。特別是從手臂前端流向肩膀時不易暢流，所以淋巴液會滯留於手臂造成水腫。

並非每個人在接受廓清後都會有這樣的症狀，但此症狀若出現一次就相當難以治癒，因此建議要多加留意。

按摩可以讓淋巴液較為流暢

進行淋巴結廓清術並非代表淋巴液的循環完全被阻隔。多少一定有一些流動，因此只要再為淋巴液的流動進行協助，就可以避免水腫。

為改善淋巴浮腫所設計出來的按摩稱為淋巴排毒按摩（Lymph drainage massage）。將手掌緊貼皮膚，如同推動皮膚似地慢慢移動手掌，首先在肩膀附近開始按摩，然後慢慢往下移動，協助滯留的淋巴液流動。若不了解按摩的方法，建議向主治醫師或

備忘小錄

促進淋巴液流暢的運動……

接下來的運動也有助於淋巴液的流暢。

肩膀上下擺動。

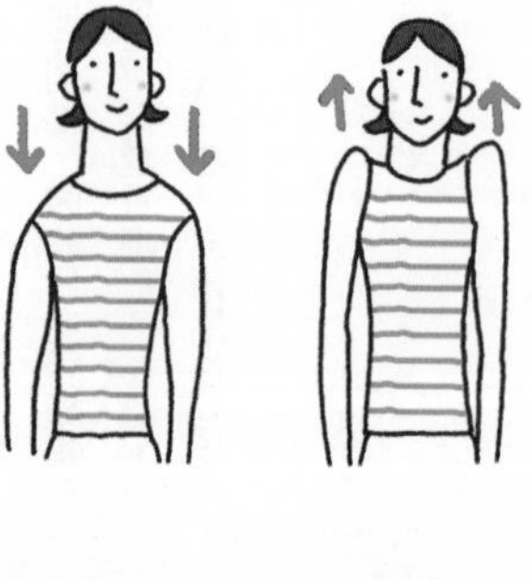

護士請教。基本上是在感到手臂無力或出現水腫時就得當天進行以消除症狀。特別是洗澡後，血液及淋巴液的循環較容易通暢，效果極佳。另外，利用護具（彈性袖套等。參照第164頁）也可以讓手臂比較舒適。

睡覺時進行過淋巴結廓清術的患側朝上側睡，或平躺時在患側手臂下放坐墊或枕頭將手臂提高。需隨時小心避免會造成水腫的激烈運動及長時間提重物。

手術患側的手臂受傷時做好消毒處理

淋巴結是預防細菌及病毒感染的部位，所以接受廓清術以後，防止感染的能力就會減弱。因此，應該小心避免手術患側的手及手臂受傷。

做家事或拿菜刀時一定要小心不要切到手指。處理腋毛等體毛、指甲剪得太深、手指的肉刺、蚊蟲咬及手部的乾燥等也會成為感染的原因。接受注射、量血壓等醫療行為時請使用未進行手術的健側手臂。

如果手及手臂出現傷口，就算只是小小傷口也要做好消毒，並蓋上滅菌紗布保護傷口。在進行園藝等活動時造成的傷口，及被動物抓傷的傷口都容易引起感染，所以一定要慎重處理，在消毒之後確實做好塗抹抗生素軟膏等處置。

傷口較深時，請與主治醫師諮商。

胸部與手同時展開同時閉合。

握緊小球。

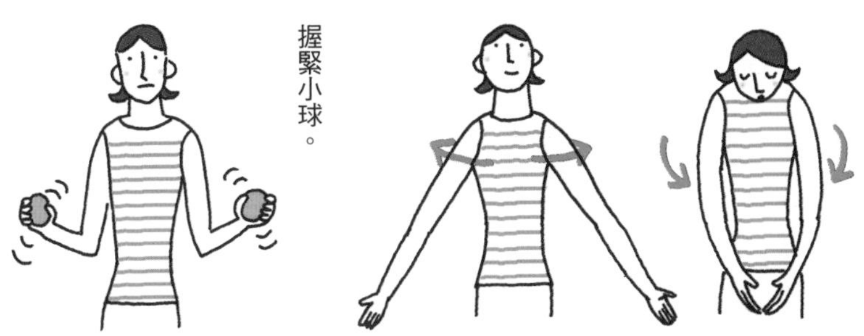

出院後的日常生活

家事在出院後馬上可以做

引流管拔除後淋浴就可以解禁。通常引流管拔除後才可以出院，所以在出院後就可以淋浴。傷口的縫線拆除後就可以泡澡。最近有許多醫師會使用不必拆線的縫線，傷口在手術後一個禮拜到10天左右幾乎都會癒合，因此在這之後就可以泡澡。

泡澡是最便宜也最容易達到放鬆的方式，泡完澡後手臂也會比較容易活動，對於復健也可以達到效果。但是出院後馬上進行長時間的泡澡反而會造成疲勞，建議縮短泡澡時間。

如果是不需要特別出力的工作，家事幾乎都可以完成。但是每個人的恢復力各有差異，因此切忌逞強。可以的話請家人代勞，然後看身體的情況，慢慢增加工作範圍。

可能暫時會有一段時間，在伸展雙手曬衣服時會感到有阻礙。特別是接受過腋下淋巴結廓清術的人更容易感到不適，甚至有可能出現刺痛，但這些不適感都會隨著時日漸漸得到改善。

接受乳房切除後，身體的平衡感

備忘小錄

出院後的性生活……性行為並不會產生不良影響導致乳癌復發。手術後短暫期間可能會在觸碰時感到不適，但通常會慢慢減輕。

此外，有的人可能不願意讓丈夫看到或觸摸到傷口，也有一些是丈夫因擔心妻子的病情而不能下定決心與妻子進行性行為。不論是何種情況，夫妻的溝通極為重要，但若仍然無法達成良性溝通，建議可以尋求臨床心理醫師的諮商、身心內科及

與手術前會有所不同，所以可能會在拿高處物品時不經意地滑手，或是在登上凳子時不小心失去平衡而跌倒。這些都是不容易意識到的變化，請在行動時小心不要因此而受傷。

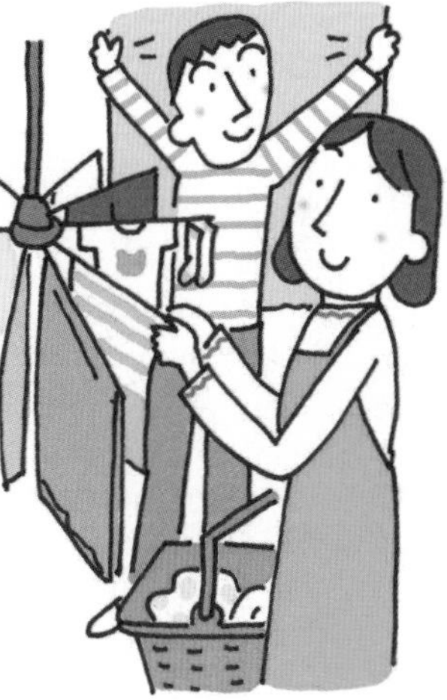

開車要在其他所有動作幾乎沒有出現任何阻礙時再開始

運動也是只要非激烈運動，任何運動都可以進行，而且使用手術後患側的手揮打網球及桌球也不會造成影響。只是乳房及胸肌切除後手臂比較不易活動，力道也比較難使，但若不介意勝負只為娛樂的話應該不成問題。

腳踏車及汽車都可以在出院後馬上騎乘或駕駛，但瞬間動作可能會慢半拍，因此建議在其他動作都可以自由運作，增加自信後再來駕駛會比較安心。特別是反射性向後轉身及將身體往後轉的動作比較困難，這方面請多做留意。

精神科等協商也是一種方法。其他也有可回應這類諮詢的病友會，同樣身為病友比較能夠了解，將煩惱訴說出來也會比較舒服。

其中也有因此而更加珍惜對方的夫妻，或在手術後下定決心結婚的情侶。因此請不要因為罹患乳癌就出現負面思考。

回到職場

在考量出院後的治療內容後再行計劃復職

最近乳癌治療的住院期較短，但出院後仍然要接受放射線照射及抗癌劑的投藥，為此有些人可能需要往返於醫院。儘管都是可以在門診完成的治療，但仍舊需要中斷工作。接受抗癌劑的投藥時，當天及隔日會比較容易覺得疲憊或身體不適，工作時可能會很難受。此外，定期追蹤檢查的一般間隔時間如同第164頁所說明的，依照病情及治療方法也會因人而異。建議仔細聽取主治醫師說明的出院後定期追蹤檢查及治療內容後，再做復職的計劃。

與工作崗位的上司協商身體出現變化時的應對措施

如果只是辦公性質的工作，出院後就可以馬上復職，但短暫期間應切忌過度勞累。特別是通勤尖峰時段容易造成疲憊，建議提出1~2星期錯開上班尖峰時間的申請。在身體的狀況調適到有信心為止，最好不要加班或將工作帶回家做。此外，身體不適時能做到不介意請假休息的態度也是很重要的。

備忘小錄

勞工心理諮詢專線……在日本，全國有30所以上的勞保醫院中設有勞工心理諮詢專線。在克服乳癌手術後的復職中，若在工作上或職場人際關係方面有煩惱時，可向此處諮詢。網路用「勞工心理諮詢專線」可以查詢有接受電話諮詢的勞保醫院。（註15）

不論如何，在正式復職前建議走訪一次工作崗位，讓負責人理解實情。同事之間打個招呼也會比較能輕鬆復職。工作職場中若有駐廠醫師，為了在身體出現不適時可以獲得適當協助，也請事先跟駐廠醫師說明病情及治療內容。

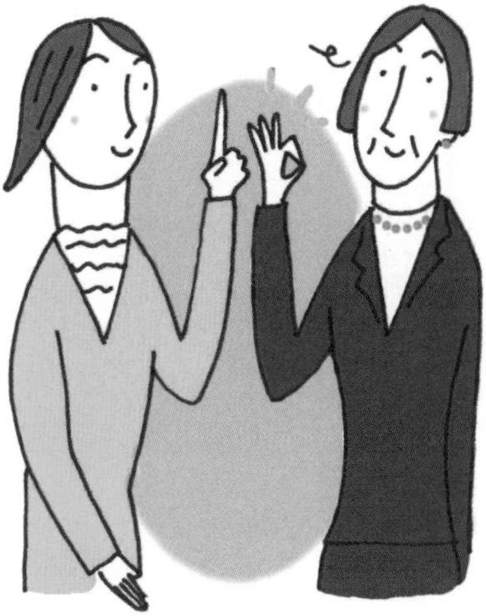

有時候，接受夥伴的幫助也是有必要的

將自己一個人關在家裡反而會對復發產生過度不安。投入工作的期間可以減少這樣的不安，從這點來看復職是有其助益的。然而，有的人會為了治療請假而感到內疚，或為了趕上之前的進度而感到焦慮，內疚及焦慮反而會防礙復職，壓力也可能會影響身體狀態。

生病的時候或遇到困難的時候，接受周圍的人協助是理所當然的。建議不要獨自一個人承擔，而該請求工作夥伴協助。等恢復健康後再回饋給協助的夥伴就可以了。

上班族女性特別門診……勞保醫院中有專門為上班族女性設置的專科門診。為了上班族女性身體上、精神方面的考量，由內科及婦產科的女性醫療人員所組成的綜合診療。可以由網路用「上班族女性特別門診」查詢。（台灣各大醫療院所並無此門診）

飲食與營養補充食品

當心肥胖，不暴飲暴食

脂肪是讓乳癌增殖的原因其中之一，特別是動物性脂肪的過量攝取。日本女性的乳癌增加的確與動物性脂肪攝取量的增加成比例。目前並沒有科學根據的數據可以證明動物性脂肪會讓乳癌增殖，但動物性脂肪的過量攝取會造成心臟病、糖尿病等生活習慣疾病的罹患率增高卻是已知的事實，因此適當的攝取極為重要。

此外，在歐美的研究調查顯示，肥胖會造成乳癌罹患率的增高，因此建議在從事步行及游泳等適度運動的同時，也要注意不暴飲暴食。厚生勞働省的「日本人飲食攝取標準」中指出，家事、通勤等事務性質工作的30~49歲女性，一天所需熱量為2000kcal、50~69歲的女性則為1950kcal。當然，避免熱量的過度攝取是有必要的，而對於已是肥胖者，建議重新評估現在的飲食生活。

營養均衡的飲食最佳

雖說過度攝取熱量會帶來不良影響，但極端的減肥也會造成體力的下

備忘小錄

育兒及看護的支持……日本的女性勞働協會中設有家庭支持中心，支持為育兒或看護煩惱的人。乳癌治療住院期間及出院後等若有育兒及看護的問題都可以多加利用。

利用時必須加入會員，申請辦法及家庭支持中心的所在地等都可以上網以「家庭支持中心」來查詢。（註17）

降。總之，營養均衡飲食攝取適量最為重要。至於應該攝取多少、什麼樣的食品，「五訂增補食品成分表」可做為參考。許多出版社都有發售，各市鄉鎮圖書館裡也有藏書。不必做到非常仔細的計算，只要持續努力將高熱量的飲食改為低熱量飲食就可以了。但是，如果目前處於肥胖體重也不要極速減肥，一點一點地減下來才是正確的方式。（註16）

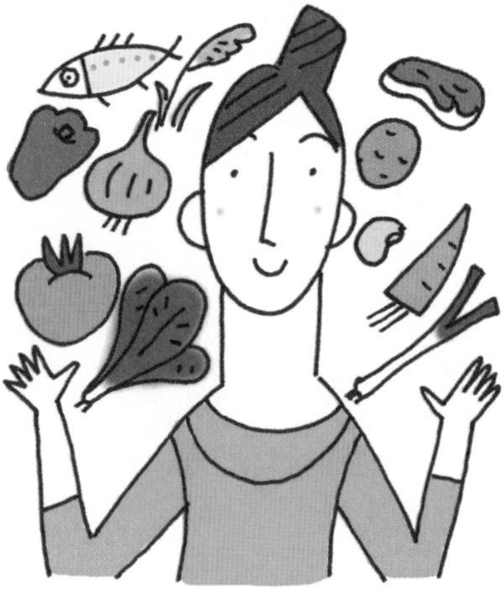

利用營養補品前 請與主治醫師商量

擔心乳癌復發的人，只要聽說某營養補品對乳癌有效就會很想嘗試。然而，營養補品的效果幾乎都沒有獲得科學上的證明，絕不可以當做藥物的代替品使用。而且，營養補品的過度使用反而會有礙健康。建議一定要在與主治醫師商量並聽取意見後再決定是否使用。

大豆異黃酮的攝取限度……據說攝取大豆異黃酮可以減少乳癌的發生，因此有些人會將大豆異黃酮拿來當營養補品使用，然而關於大量攝取大豆異黃酮的安全性並未得到證明。為此，接受厚生勞働省諮詢的安全委員會整理出的評價結果是將大豆異黃酮視為營養補品時，一天攝取量應以不超過30 mg為佳。

出院後的生活與飲食 Q&A

Q 早期治療的話是否可以不必接受定期追蹤檢查？

在1cm左右時發現乳癌，沒有淋巴結轉移，也沒有接受淋巴結廓清術，而且手臂的活動也沒有出現障礙。這樣的情況還有必要接受定期追蹤檢查嗎？

A 及早發現也要接受定期追蹤檢查。

就算早期發現，也不代表可以不用接受定期追蹤檢查。首先，出院後的前3年之間要每隔4～6個月進行一次追蹤檢查，之後是每半年到一年之間需要接受一次定期追蹤，檢查傷口的癒合及復發·轉移的有無。這是因為另一側的乳房不見得就不會出現乳癌。

Q 丈夫迴避性關係？

乳癌治療的過程良好，但丈夫開始迴避性關係，為此煩惱不已。

A 讓丈夫也能理解乳癌。

丈夫生病時，有許多的妻子都會從旁協助治癒疾病，然而，對於妻子的疾病不甚了解的丈夫並不少。甚至也有人因為對於疾病的不夠了解，提心弔膽地拒而遠之，特別像是乳癌及子宮頸癌等女性疾病，更是如此。建議先從自己這一方主動去讓丈夫了解疾病。如果這麼做仍然無效，建議與護士或臨床心理師諮商。

最近也有許多醫療院所都設置有「乳癌照護認證護士」（參照第177頁）。這樣的專業護士受過專業訓練，對於乳癌患者及家屬的煩惱都能有良好應對，但就算非乳癌照護認證護士，只要是乳房外科護士都會樂意給予答覆。

Q 對於復職感到不安？

復職時擔心會造成工作單位的困擾。

A 不向命運低頭的勇氣也是有必要的。

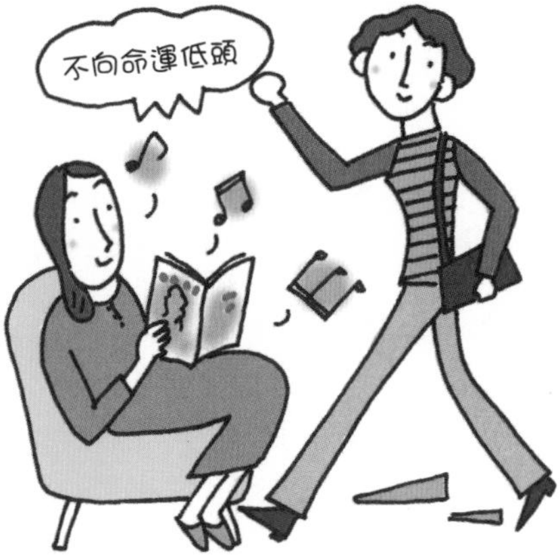

為了未來的事擔心也不會有結果。不要對於復發感到不安，能夠及早恢復日常生活對於疾病的恢復也會比較有幫助。如果還是不想工作的話那就慢慢休養身體，但如果認為工作對自己有正面價值的話，何不拋開所有忌諱試著復職。復發時再做打算，不向命運低頭的勇氣也是有必要的。

Q 從發現乳癌到治療為止，期間的飲食生活應該注意些什麼？

被診斷為乳癌到接受手術為止如果需要許多時日，那麼這段期間的飲食生活應該注意些什麼？例如減少動物性食品以蔬菜為主的料理是否會比較好？

A 不要過度極端，選擇營養均衡的優質飲食。

從發現乳癌到開始治療，這段期間的飲食最常見的是為了準備手術補充營養反而出現過量攝取。這麼做會導致肥胖，因此並不建議如此做。相反地，也有人因為擔心動物性脂肪造成乳癌而刻意避開動物性食品，偏食於蔬菜類的攝取，如此一來使得需要攝取的蛋白質減少，這也會造成體力下降，所以這種方法並不理想。

長期來看，攝取過多的脂肪的確不好，但也並非在手術前1~2個月限制攝取就能解決。重要的是攝取適量的營養、均衡的飲食才是明智之舉。

Q 食物纖維可以預防乳癌的復發・轉移嗎？

聽說食物纖維可以預防乳癌。含大量食物纖維的食品對於乳癌的復發・轉移有預防效果嗎？

A **沒有預防的證據，但需注意食物纖維的不足。**

並沒有明確的科學證據證明食物纖維可以預防乳癌。然而，食物纖維是整腸、預防便秘的必要成分，且具有預防大腸癌的效果。為避免攝取不足，可以多食用含有豐富食物纖維的蔬菜或海藻。但也沒有必要攝取過量，因此包括含有食物纖維的食品，在攝取任何食品時都請以適量為原則。

Q 日本料理可以預防乳癌嗎？

聽說隨著飲食生活的歐美化，乳癌也逐漸增加。那麼，是不是表示和食比洋食對於乳癌的預防有效呢？

A **以大豆製品為主的飲食似乎可以達到預防。**

在過去，日本人從豆腐、味噌及醬油等大豆製品攝取蛋白質，有人認為這是過去乳癌患者較少的原因之一。其中更有人指出大豆中所含大豆異黃酮可以預防乳癌。和含大量動物性脂肪的飲食相較，日本人以往所習慣的以大豆製品為主的飲食被認為可以預防乳癌，但也不代表大量攝取大豆就可以了。不論如何，都要以營養均衡為主，巧妙地將大豆製品納入飲食之中。

Q 中華料理與乳癌有關嗎？

聽說攝取過多的脂肪對乳癌不好。中華料理使用許多油脂，但卻不曾聽說中國婦女乳癌患者多。中華料理對於乳癌的預防有效嗎？抑或對於乳癌的預防不利？

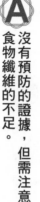

A **不論是日本料理或是中華料理都不要吃太多。**

是有動物性脂肪攝取過多不好一說，但脂肪的種類不同對於健康的作用也不同。中華料理中植物性油脂較常被使用，或許也有關係也說不定。但重點不在於哪個食品好壞，也不在追究日本料理或中華料理哪個好壞，建議還是小心不要過度飲食為佳。

注意不要因為暴飲暴食而導致肥胖是很重要的。

Q 奶油跟人工奶油，哪一種比較好？

聽說含有亞麻油酸的人工奶油（瑪琪琳）是產生活性氧的原因之一，因此為了預防乳癌，寧可攝取奶油比較好。但又聽說攝取較多乳脂肪的國家的女性罹患乳癌者較多。請問哪一種比較好？

A 不論哪一種都要注意不要攝取過度。

攝取過多動物性脂肪或植物性脂肪都不好。脂肪的熱量高，容易造成肥胖。肥胖的種類有將脂肪堆積於皮下的皮下型肥胖（西洋型肥胖），及將脂肪堆積於腹腔內的腸管周圍內臟型肥胖（蘋果型肥胖）。這類型的肥胖會提高生活習慣病的罹患率眾所皆知，但經歐美的調查顯示，這類型肥胖的乳癌罹患率也稍有提高。

目前還沒有以日本女性為對象的研究數據，但預防肥胖是件重要的事，所以還是請多留意不要攝取過多脂肪。

Q 胡蘿蔔素及維生素C可以預防乳癌嗎？

曾在書中讀到胡蘿蔔素、維生素C、維生素E可以抗氧化，因此可以預防癌症。請問是否也可以預防乳癌？

A 攝取過量反而會引發疾病。

專家指出β胡蘿蔔素可以預防癌症，但經過動物試驗的結果發現攝取過量反而會增加罹患肺癌的可能。攝取過多的維生素A・D・E等脂溶性維生素會破壞身體的健康狀態。另外，維生素C是水溶性維生素，因此攝取過量也不會堆積於體內，但卻會造成腎結石。

就算這些都是身體不可或缺的維生素，但過量攝取反而會引起各種疾病。維生素的攝取應該是在飲食中多注意不要有攝取不足的問題即可。

Q 可以服用營養補充食品嗎？

市面上出現了許多對於癌症有預防效果的營養補品，請問可以服用嗎？

A 在所需量不足時予以補給般的程度使用。

營養補品中含有各種成分，因此大量攝取反而會有損健康。例如，服用大量含有類似女性荷爾蒙物質的營養補品可能反而會增加乳癌增殖。另外，服用藥物時，營養補品與藥物混合服用可能會增強或減少藥效。

如果想要使用營養補品時，一定要跟主治醫師商量後再行服用。而且使用時，一定要僅止於營養素不足時的補充程度。

Q 大豆異黃酮對乳癌有益嗎？

以前曾聽說過大豆所含有大豆異黃酮可以預防乳癌，但最近反而聽說不好。請問哪一種說法正確呢？

A 適量攝取的話可以預防乳癌。

如果攝取的量為普通飲食所攝取的大豆製品含量的話，可以預防乳癌。但是已有研究報告的數據顯示，如果攝取過多增強大豆異黃酮的營養品，則有可能會促進乳癌的發生。大豆異黃酮攝取過量時對於乳癌會產生什麼樣的影響，目前尚未知曉。

此外，專家指出乳癌手術前、放射線療法及化學療法的治療中或是容易出血的人，最好不要從營養補品中攝取大豆異黃酮。

總而言之，服用營養補品時應慎重考慮。與其使用營養補品，建議每天喝一碗味噌湯，或吃豆腐、納豆等大豆製品等，以三餐飲食的方式攝取更佳。

手術後的修飾——從豐富的種類中選擇義乳胸墊、內衣、泳衣

調整胸部形狀的義乳胸墊要選用適合自己的狀態

因手術切除乳房或乳房變形時所使用的義乳胸墊，不僅可以做為修飾，還具有保護傷口的功能。乳房切除後，左右的大小失去平衡，若使用義乳胸墊就可以獲得改善。

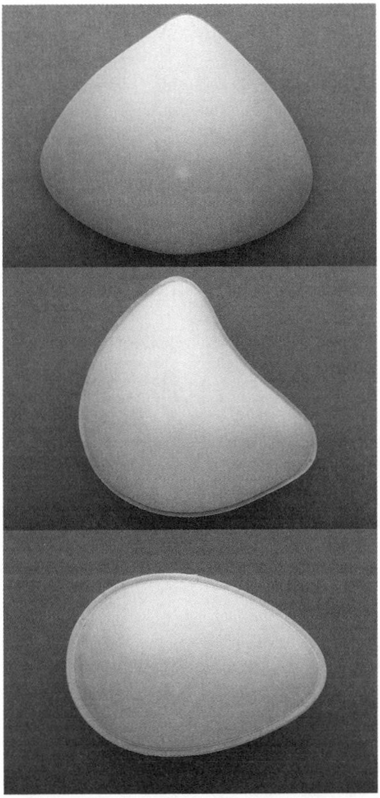

胸墊 圓形，有希望能達到自然的份量時（上），想修飾鎖骨下到腋下的形狀時（中），希望腋下能表現出份量時（下）。（資料提供：華歌爾）

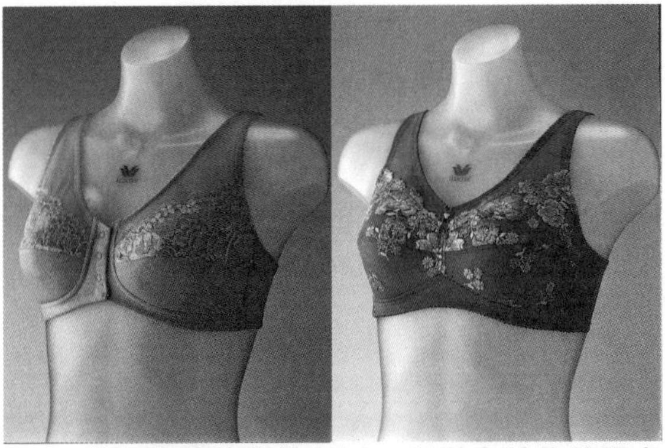

內衣 帶有華麗的蕾絲（右），輕鬆穿脫的前開式（左）。（資料提供：華歌爾）

義乳胸墊有橡膠、矽膠及棉質等材質。將這些材質組合起來可以製作出各式各樣的形狀、具柔軟度且帶有重量，因此幾乎可以從現成樣品中找到適合自己的義乳胸墊。如果希望能夠使用非常合身的產品，也可以採訂製的方式。

進行乳癌治療的醫療院所都會放置有廠商或銷售公司的宣傳單，建議可以拿來做為參考，也可以試著與護士商量。銷售公司的員工也會給予建議，因此使用電話諮詢也可以做為選擇的參考。可以的話建議試穿後再行選購。

胸墊可以放入內衣口袋穿著使用，市面上也有販賣泳衣專用防水胸墊。

直接裝飾於乳房的義乳與實際的乳房狀態相近，可以在裝飾義乳後穿上胸罩。有的義乳在沾到水後便會失去黏性，但也有可以穿著入水的義乳。泡溫泉、游泳等或進行容易流汗的激烈運動時，建議使用沾水也不會影響附著力的義乳比較好。

價格依材質及廠牌而有所不同。此外，是乳房保留手術後用的或乳房切除術後用的、現成的或訂製的，價錢有很大幅度的差異。現成胸墊的話約600日幣到數萬日幣、訂製胸墊則約18萬日幣以上，現成義乳的話約2萬

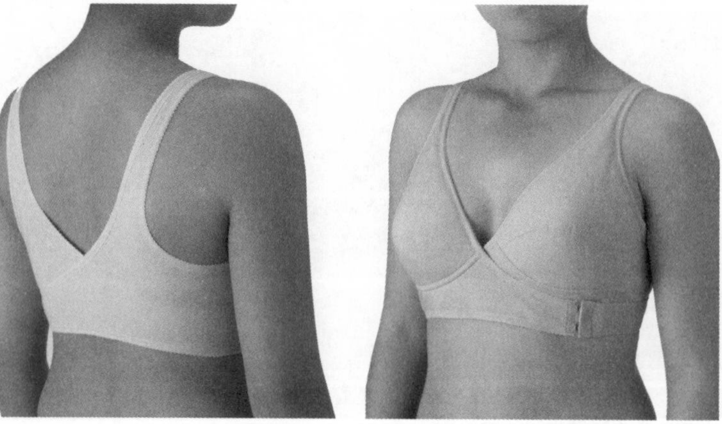

可以左右分離的胸衣（資料提供：BRIGHT EYES）

6000日幣到20萬日幣左右、訂製義乳則需50萬日幣以上。

有放入義乳胸墊用胸墊口袋的胸罩

一般的胸罩有些也設計有口袋，但乳癌手術後的人所穿胸罩的口袋更容易放入義乳胸墊，而且不容易位移。其他，還使用不會壓迫胸墊的材料，或為無法將手往後伸的人所設計的前開式胸罩，休息時可以將健側罩杯拆下的胸罩等，有許多體貼的設計。

胸罩也依材質及廠牌、現成或訂製而在價格上有很大的差異，但價格多從3000日幣起跳。

另外，連身內衣也有容易穿脫的分開式，沒有壓迫感的T恤類型、胸罩襯裙、附胸墊小可愛等各式各樣的內衣。價格在7000日幣以上。

不讓人發現手術傷口的專用泳衣

游泳是最適合於手術後手臂的復健、恢復體力、防止肥胖等的運動。因為有水中的浮力，所以身體容易活動，不用費力也可以在不知不覺之中增強肌肉的力量，而且也可以放鬆身心。不會游泳的人可以使用浮板或在水中漫步等，可以期待達到等同於游泳的效果。

市面上也售有乳癌術後所穿的泳衣。與一般的泳衣不同處在

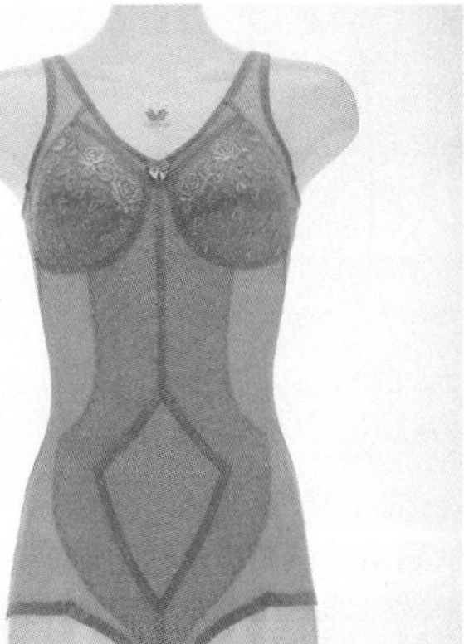

網狀材質的調整型內衣（資料提供：華歌爾）

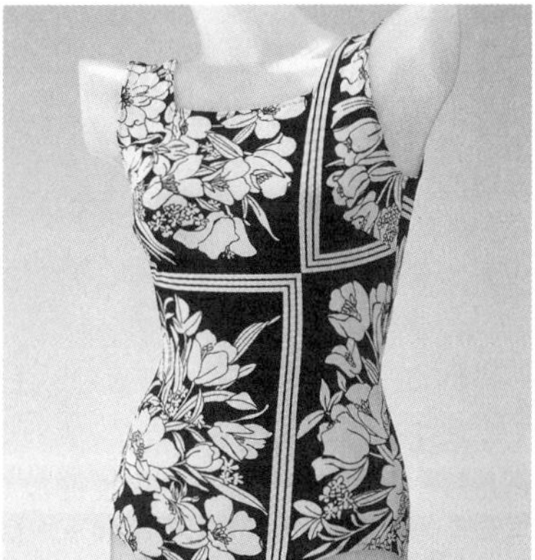

調整型泳衣（資料提供：華歌爾）

於設計有口袋可以放置修飾胸部的胸墊，胸口及腋下袖口較小，因此進行過淋巴結廓清術的人也可以安心入水。

此外，也有些為了讓活動時胸部不受到負擔，採伸縮性材質等妥善設計的泳衣。

讓身體看起來曲線完美的調整型泳衣、正式游泳專用的運動型泳衣、水中散步用的分開式泳衣及袖子型泳衣等，有各式各樣的豐富種類。

消除手臂腫脹功能的彈性袖套

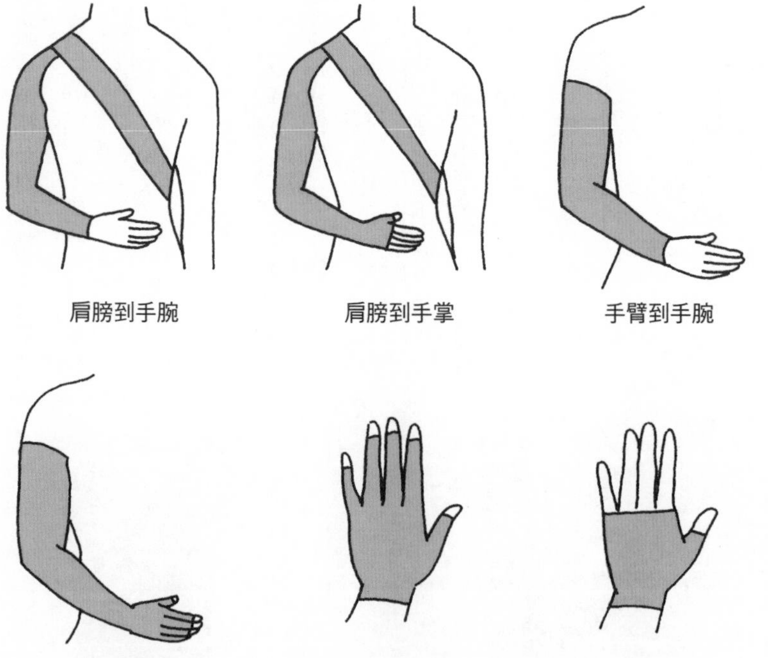

藉由壓迫將堆積在身體末端的淋巴液回覆到上部，消除及預防水腫的彈性袖套。加壓的範圍及加壓的程度，不同的材質等有各式各樣的類型。使用前請與主治醫師及護士商量，並接受使用注意事項的指導。（資料提供：ナック商會）

手術後的修飾——預先得知會掉髮時，準備好一頂假髮

保護頭皮的醫療用假髮

抗癌劑副作用的掉髮現象會在投藥後2~3週後出現。掉落的頭髮需要等數個月至半年才能恢復，因此抗癌劑的投藥如果需要半年時間，那麼就會需要戴1年左右的假髮。假若已經預知會因抗癌劑導致掉髮，那麼可以先準備頂假髮會比較好。

假髮的材質大致可分為人髮材質、合成纖維及混合人髮與合成纖維等三種。人髮的優點在看起來很自然，而且可以進行染燙，但和自己的頭髮一樣容易附著雜菌及味道。合成纖維在使用上感覺很舒服，容易清洗也容易乾，很方便處理，但缺點在產生靜電後毛質容易受損。擁有人髮與合成纖維各個優點的就是混合人髮與合成纖維的假髮。

合成纖維的價格約4萬日幣，混合人髮的約15萬日幣，人髮則約在17萬日幣起跳。另外，

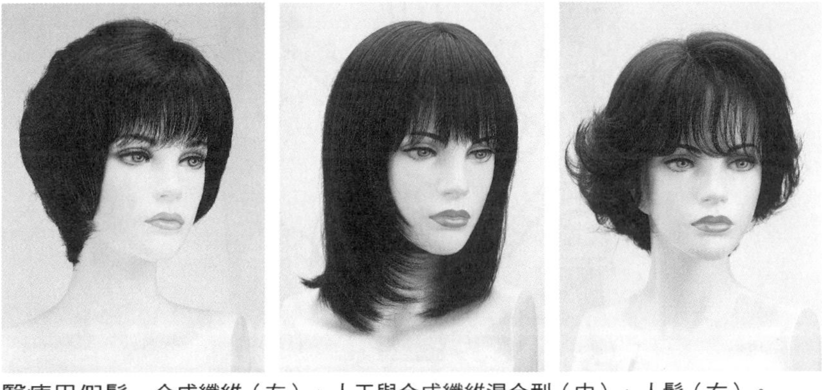

醫療用假髮　合成纖維（左）、人工與合成纖維混合型（中）、人髮（右）。
（資料提供：Hi-net Medical Wig）

也有廠商為了配合因為掉髮造成頭圍產生變化，提供免費調節假髮尺寸，購買假髮時也可以以便宜價格選購頭巾、帽子，及附有假髮的頭巾等產品。（註18）

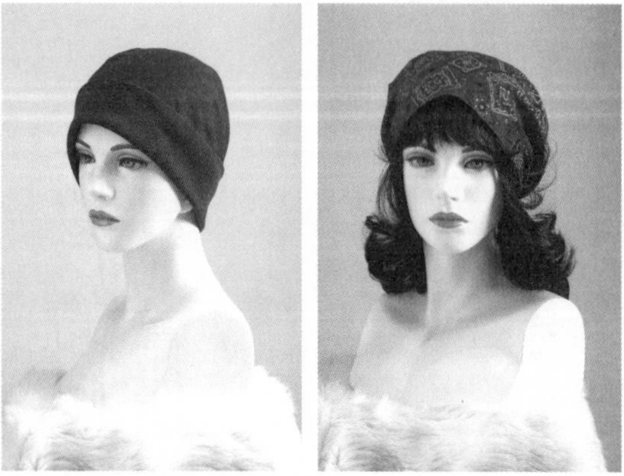

帽子（左），附帶有假髮的頭巾（右）。
（資料提供：Hi-net Medical Wig）

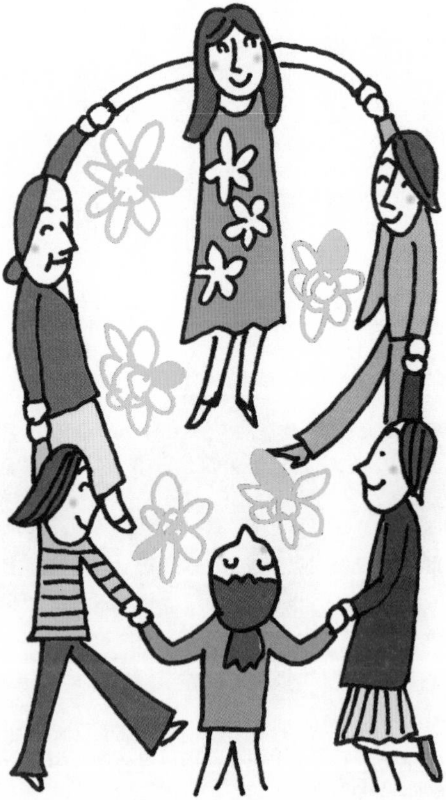

手術後的修飾 Q&A

Q 想泡溫泉，但是……

很想去泡泡溫泉，但曾經做過乳房切除，總是因為介意而無法達成願望。請問有沒有方法可以隱藏切除的胸部？

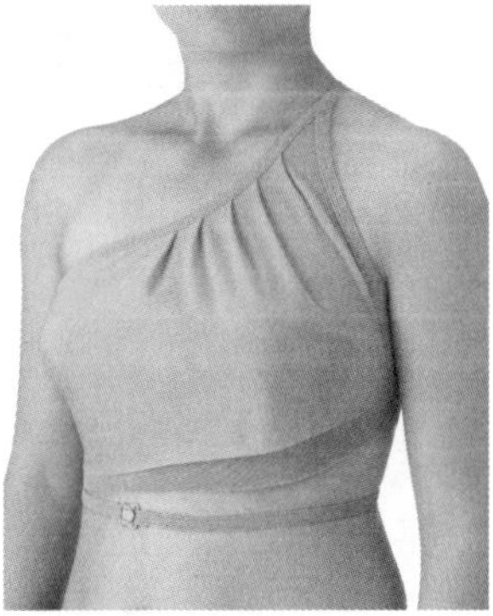

全旅連認可的入浴衣
（資料提供：BRIGHT EYES）

A 也有可以穿著浴衣或泳衣的溫泉。

有沾到水也不易脫落的義乳，也有為做過乳癌手術的人開發的浴衣。義乳是以防水材質製作，用浴巾擦拭就可以將表面擦乾，可以在上面罩上浴衣或襯衫，就不會讓人看到手術傷口了。現在有越來越多的溫泉是全連旅（全國旅館生活衛生同業聯合工會）認定可以穿著浴衣進入的溫泉。也有可以穿著泳衣進入的露天溫泉，請向地方政府觀光科查詢。其他，病友協會的「1・2・3泡湯會」及旅行社也有為了因乳癌而動過手術的人所企劃的旅遊，利用這些也是個好方法。

另外，也可以考慮進行乳房重建手術。

Q 想要游泳，但還在猶豫中……

聽說游泳可以消除肩膀僵硬的困擾，但因為做過乳房切除，所以仍在猶豫當中。

A 若是專用的泳衣就看不到傷口。

市面上售有接受過乳癌手術病友專用的泳衣（參照第163頁）。此外，YWCA也有專為乳癌患者舉辦使用游泳池的健身活動。利用這些地方學習有效解除肩膀僵硬的方法及放鬆的方法也是不錯的選擇。

談驗經

0期非侵犯性癌的保留手術

0期發現的「癌症」並不可怕，而且還因此戒菸獲得健康

SY女士（47歲）

我的情況是雖然病名中帶有「癌」這個字眼，但感覺上像是為了小傷口而接受手術。住院期間僅有3天4夜，而且完全沒有術後的疼痛及搔癢，傷口也僅有3~4cm而已。傷口在乳房的下方，所以很難分辨出到底是胸罩的鋼絲造成的痕跡還是手術後的痕跡。乳房左右大小沒有什麼差異，所以幾乎都看不出來。

一九九七年在接受丈夫公司提供的眷屬健診時，X光攝影出現陰影，當時的診斷是乳腺症，但因為實在太忙，所以這個問題一直被擱置著。7年後，也就是去年，偶爾在網絡上發現有星期六也可以接受的檢查，而且只需一天就可以完成，完全預約制的醫院。

檢查方式是使用乳房攝影術及超音波檢查兩種方式。據說依照癌症的類型會在這其中一種檢查出陰影。我的情況是在超音波檢查時出現陰影。如果只接受觸診及乳房攝影術的話，我想當初應該是沒有被檢查出來。最先的結論是乳腺症的細胞所造成的陰影所以應該是屬於良性，但「為了慎重起見」，接受了切片，兩個禮拜後得到的結果卻是惡性。因為飲食以肉食為多，且一直有抽菸的習慣，所以總認為「這有可能會致癌」。聽說是0期的非侵犯性癌僅有7mm，而且確定可以進行乳房保留手術，所以並沒有感到任何的不安。

為我檢查的醫師問我：「要在哪裡接受手術？」因為曾經在閱讀演藝人員乳癌經驗談時想過「如果自己罹患乳癌的話，要拜託這個醫師」，所以我便委託醫師寫介紹信給中村醫師，然後在聖路加醫院接受了手術。

聽說其實0期乳癌的治療主流是接受乳房切除術，可以接受保留手術可能就是因為我所選擇的醫師及醫院的功勞。

1個月後開始，我便在門診接受放射線治療及服用抑制雌激素影響的荷爾蒙療法劑，而且並沒有出現副作用。總而言之，病情輕到幾乎忘記自己曾經罹患乳癌。但現在我已經完全戒菸，飲食也注意不要偏食，所以現在可以說感覺比手術前更加健康。

建議

近年來，隨著乳房攝影的普及，像SY女士一樣，摸不著看不見的小癌也可以被發現。如果能夠在乳癌越小的時候發現，就可以選擇使用對身體負擔較小的手術，傷口很小，還可以不用接受抗癌劑的投藥。建議一定要積極參加篩檢。

談驗經

讓人懷疑「這麼簡單就可以了嗎？」的簡單手術

I期乳癌，接受前哨淋巴結切片檢查後進行保留手術

TK女士（39歲）

今年2月，在右邊胸部的乳暈上摸到比紅豆還要小的硬塊。到附近的綜合醫院時，剛好乳腺專科的醫師駐診，接受了超音波及乳房攝影術後，在乳房攝影術中發現。因為形狀不是很理想，於是接受了切片檢查，聽到被宣告「乳癌」時，真的是受到很大的打擊。醫師說「馬上動手術」，且隔週的入院日期也決定了，但告訴朋友之後，朋友告訴我「這樣太趕了」，同時朋友推薦給我一位如果是她罹患乳癌一定會選擇的中村清吾醫師。

在聖路加醫院，決定手術之前先檢查是否有淋巴結轉移出現，於是在3月10日進行了前哨淋巴結切片檢查。採局部麻醉，3點半到5點半過後，加上麻醉醒前休息的時間，總共也僅花費2個多小時。胸部及腋下中間處有2cm左右的傷痕。手術剛結束時，將手往上舉會有抽筋的感覺，拿重物就會出現影響，傷口變硬，但經過幾個禮拜後發現這些不協調的感覺全都消失了。

1個月後的乳房保留手術是採全身麻醉，但術後的疼痛很輕微，甚至覺得切片的時候反而比較痛。隔天的沐浴及普通飲食都OK，住院期間只有3天4夜，一切簡單到會讓人覺得聽到罹患乳癌時的低落感都白費了。為我擔心的丈夫也因為實在太簡單而感到驚嚇。

手術前把「癌症」想得過度誇張，心想出院後無論如何也要好好休息，於是請了3個禮拜的假。在家無憂無慮，但也因此變胖了，為了我的事擔心許久的朋友都嚇呆了。切下來到硬塊只有一個，大約是7mm×1cm，傷口也只有2cm×5mm左右。沒有使用縫線，只有將沿著乳暈弧度切開的傷口貼上類似貼布的東西，讓傷口自然癒合。數個月後的今天幾乎是看不出來。

當我罹患了乳癌後發現自己攝取過多的脂肪，現在也努力養成早起的習慣。生活習慣疾病罹患率增加的40歲前，能有這樣的體驗覺得很值得。

建議

在過去，乳癌手術中淋巴結廓清術被認為是必要的，然而現在幾乎是不拿掉淋巴結，而是術前為了診斷進行前哨淋巴結切片檢查。前哨淋巴結切片檢查在門診用局部麻醉就可以進行。TK女士也在門診進行檢查，確定沒有淋巴結轉移後才進行乳房保留手術。

談驗經

未滿35歲，術前化療後進行保留手術

被診斷為II期需要全部摘除，但強烈希望能成功保留

YS女士（37歲）

在我滿33歲的前幾天，發現左側乳頭出血，馬上就到附近的外科就醫，且被診斷為「乳癌」。而且在這晴天霹靂之下又被明確宣告「無法進行乳房保留手術」。

原本胸部就很大，但左右比起來總覺得左邊胸部比較大，我只是想「可能是因為有心臟的關係」。萬萬沒想到自己竟然會罹患乳癌。

因為真的很不想切除，所以轉到有進行術前化學療法的醫院，接受每

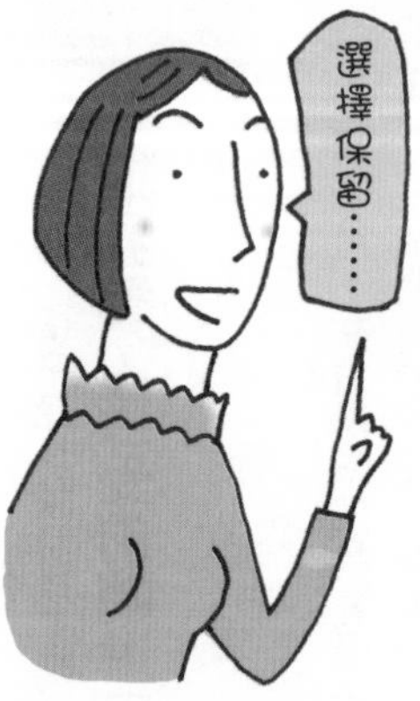

四個禮拜進行一次，總共四次的化學療法。那段期間，因為副作用的關係，身體狀況不佳，一直是由家父幫忙接送。

乳癌患者約有八成可以藉由化學療法將癌縮小，但我罹患的乳癌是呈現海綿狀，海綿內的空洞變大，但整體而言並沒有產生變化。

雖然如此我仍然堅持採保留療法，所以醫師介紹了聖路加醫院的中村清吾醫師。抱著一線希望進行轉院，聽了醫師說明「原發性乳癌，所以應該有辦法進行保留」時，真的是鬆了一口氣。

半個月後的手術中摘除了6~7cm的乳癌及一部分的腋下淋巴結。胸部大小出現了變化，但乳房的保留手術成功了，而且也沒有轉移至淋巴。

術後的放射線治療又是由家父接送了一個半月，單程路途就要花費2小時的門診。

從手術開始算起已經過4年以上，雖然所做的並非全天性質的工作，但仍然決定在工作方面重新出發。預防復發的荷爾蒙療法劑需要服用5年，每年必須接受一次子宮癌篩檢。

早期發現的重要性讓我刻骨銘心，所以一直催促到現在還認為「自己絕對不會有事」的妹妹「趕快去接受篩檢」。

建議

是否可以進行乳癌保留手術，決定於乳房的大小與必須切除的乳癌範圍兩者間的平衡。近年來MRI等可以用立體影像表現出癌的擴散情況，所以像YS女士這樣胸部比較大的乳癌也能依擴散的情況選擇保留。

談驗經

5年前懷孕中發現II期乳癌，進行了保留手術

「放棄胎兒吧！」——但決定轉院，順利生產

乙部雅代女士（36歲）

第二胎受孕後沒多久，胸部脹到連輕輕觸摸都會感到疼痛，這樣的情況一直到懷孕第4個月時才消失，在那同時卻發現了3㎝×2㎝大的腫塊。我一邊害怕，一邊跟自己說：「沒有凹凹凸凸的，沒關係。」甚至都不敢告訴我先生。2個禮拜後才終於把實情告訴我先生，但卻不知道應該掛哪一科……。1個月後在接受5個月產前檢查時讓醫師看了一下硬塊，結果醫師要我馬上去N中心。

N中心的醫師一開頭就說：「放棄胎兒吧！」我說我想生下孩子，結果醫生的回答是「這樣的話手術後不能使用止痛劑」，甚至還說「你去問婦產科醫師，手術時可不可以使用局部麻醉」，而且還打算用孕婦禁用的乳房攝影進行檢查。當時的感受是「繼續在這裡待下去的話一定會死掉」。剛好就在前一年，被宣告只剩3個月餘命的家父在聖路加醫院接受治療並日漸好轉。之前我曾經考慮過聖路加醫院，但路程就要花上一個半小時，住院費用也相當可觀。但之後還是決定跟我先生說：「或許會因此花光我們的積蓄，但我還是想到聖路加醫院接受治療。」之後我們就馬上決定轉院。

在聖路加醫院，醫生告訴我「可以不用放棄胎兒」。手術時的全身麻醉是使用在美國常被使用的Morphine，也接受了抗癌劑的治療。

聽說是很好的藥物，所以不會通過胎盤影響胎兒。

隔年的1月，由外科及婦產科醫師的協助，剖腹產下男嬰。在孩子還沒吸到乳頭就在乳房劃下放射線照射的記號時，我不禁流下眼淚，但是醫師明快地說：「嗯！沒問題。」以及丈夫「絕對治得好，不會再有更糟的事情發生了」的信念，支持了我讓我能夠渡過難關。

雖然現在還仍有轉移及復發的可能性，但就算擔心也不能讓癌症治癒。或許有些人聽到癌症會不由得退後三步，但我卻覺得應該有「告訴你事實就是如此」那種刻意將它說出口的態度。因為我希望能有更多的人可以為了早期發現接受篩檢，也希望告訴同樣面對這樣形況的人「絕對不會有事」。

■建議

懷孕中的乳癌只要避開對胎兒容易產生影響的前16週，就可以接受安全的手術，也可以接受某種抗癌劑的投藥。不用選擇救母子哪一條命，一定有兩者皆可挽救的方法。乙部女士的情況就是一例。請千萬不要放棄與專科醫師進行商量。

談驗經

在乳房自我檢查中發現凹痕！在婦科的觸診時卻無法確認——

II期乳癌，兩處淋巴結轉移，進行乳房保留療法

YM女士（53歲）

朋友教我乳房自我檢查的方法，試著檢查後發現右胸有一個凹痕。因為也有出血現象所以掛了婦科接受乳房觸診，當時什麼也沒有發現。但仍然很在意，所以利用了市府提供的免費檢查，在市內的綜合醫院做了乳房攝影術。結果被診斷為乳癌。

但是因為那裡是不進行手術的醫院，我便查了書，並打電話到乳癌病友協會的「向日葵」。結果他們建議我「聖路加醫院的中村醫師的話，只要一天就可以完成檢查」。到了聖路加醫院後，中村醫師就說「馬上進行超音波跟細胞診」。

當時我跟醫師說我還沒有決定在哪家醫院接受手術，以及我曾在書上讀過細胞診「會分散癌細胞」，所以還在猶豫當中。醫師聽完就告訴我「細胞診不會有問題的。如果要到別家醫院的話，我可以幫你寫介紹函」。就因為醫師爽朗乾脆的態度，而且到別家檢查也很麻煩，所以決定了在聖路加醫院接受手術治療。

乳癌大小1.6 cm×1.7 cm，沿著乳暈切開的傷口很漂亮，幾乎看不出來。手術時一點也不痛，前哨淋巴結切片檢查的傷口反而比較疼痛。發現有兩個淋巴結出現轉移，所以接受了化學療法。副作用的便秘出現時非常痛苦，甚至曾經有過在打電話給中村醫師商量後跑去買栓劑的瀉藥。

現在還繼續進行荷爾蒙療法中，聽說有人在8年後復發，這令我感到不安，而且也擔心女兒是否也會罹患乳癌。雖然女兒提醒我「負面思考是不好的」。但就是沒有辦法擺脫這些煩惱。待在家就會胡思亂想，所以手術後半年左右開始恢復打工，然後在工作下班後接受放射線治療。

在心情上的轉變仍然有許多需要克服，但丈夫告訴我因為加入兩個癌症保險，所以現在醫療費上有很大的幫助。

在此感謝丈夫在物質及精神兩方面所給予的支持。

建議

最近也有許多婦產科醫師成為乳癌的專科醫師，但過去很長一段時間一直是由外科醫師進行治療，因此，乳癌專科醫師大多是在外科。不論如何，建議如果出現症狀，就不是接受篩檢，而應該到有乳腺專科醫師的醫療院所接受詳細的檢查。

經驗談

一邊聽取第二意見一邊接受治療，花了1年半的時間乳房重建終於成功

III期乳癌，全部摘除的手術後施行乳房重建手術

前田紀代子女士（45歲）

一直在熬夜可以說是家常便飯的出版界工作到40歲，才在思考「人生都過了大半，這樣的生活好嗎？」時發現罹患乳癌。

公司提供的健康檢查中發現了左胸的硬塊，超音波的診斷結果是疑似乳癌。向曾經採訪過的醫師徵求第二意見後，在幾家醫院中決定了在聖路加醫院接受手術治療。

最初的醫院聽到要接受乳房全部摘出的手術時，尋問了有關重建手術後，醫師告訴我「幾乎沒有人要求重建」，但在聖路加醫院得到的回答卻是「幾乎大家都接受重建」。丈夫也認為因為胸部感到自卑是不好的，並提出建議重建的意見。考量了術後復發的可能與重建的手術後，對於乳房切除就沒有什麼感到害怕了。

乳癌大約6～8cm，左邊乳房摘除手術時住院9天。出院後因為抗癌劑治療中出現了嘔吐及發燒等副作用，可以說是筋疲力盡；但掉髮問題則靠我一頂很滿意的假髮來度過難關。

抗癌劑治療結束後，在考慮重建手術時，得到前述的醫師的意見「何不再等半年，體內不殘留抗癌劑時再做」。聽完後我想，原來如此，於是在半年後開始進行重建。住院一晚在胸肌與皮膚之間植入組織擴張器，每個月注入生理食鹽水以撐起胸部。大約花費半年期間，在比健側胸部大一點左右時改植入真材實料的矽膠。

加上乳頭乳暈重建的過程，一年半後乳房重建全部完成。花費大約120萬日幣。聽說現在的立即性重建只需要100萬日幣左右。曾經痛到想哭，但看到胸部漸漸鼓起，恢復為原狀時真的是高興極了。

出院後，加入了「曙光之會」的乳癌病友會，目前在醫院當義工接受同樣是乳癌患者的諮詢。工作休息期間熱衷於製作帽子，且每年都會舉辦一次作品展。現在身為外約編輯，每天都穿得漂漂亮亮，精神抖擻地奮發於書籍的製作。

建議

乳癌已經擴散所進行的乳房切除，可以藉由重建手術恢復乳房。義乳的話健保不能負擔費用，所以可能會需要花費一些金額，但這對日後的QOL很重要。手術後經過很長一段時間也是可以進行重建，請不要放棄希望，積極地與整形外科諮詢。

第二次的復發！連主治醫師都看不到，就斷然決定轉院

6年前發現Ⅲ期乳癌，右邊乳房切除＋淋巴結廓清術

YN女士（58歲）

最初的手術是在52歲時進行的。洗澡時發現右胸有硬塊，馬上到某大學附設醫院接受診療。3～4㎝大的硬塊所以應該是Ⅲ期乳癌。等了2個月，在手術中摘除了右胸。切除部位進行了皮膚移植。也做了淋巴結廓清術，通常的話是要接受抗癌劑治療的，但因為我的白血球過低的關係，只接受了放射線及荷爾蒙療法。

因為是大學附設醫院，所以每次看診時醫師都不一樣，甚至還曾經是由實習醫師看診。在通院治療期間我一直忍著心中的焦躁，但還是在一年後復發了。同樣是右胸，連右胸的胸骨及鎖骨都切除了。醫師告訴我還是殘留有癌細胞，之後又接受了放射線治療與投藥，但又被宣告出現小癌。我要求要與主治醫師見面，得到的回應竟是「很忙」。實在忍無可忍，於是決定轉院到聖路加醫院。

到聖路加醫院求診之前的這段期間，右胸下的硬塊已經長到像桌球一樣的大小，但只在門診接受30分鐘的手術就摘除了。還留有許多小癌，但Trastuzumab的投藥見效，只花了6個月的期間，全部消失了。

骨轉移時為了保護骨頭，接受了Bisphosphonate 的點滴藥劑，但從5月開始換了新藥，點滴注射時間從2小時大幅縮短到15分鐘，而且副作用及費用也比以往減輕。出現骨轉移的癌細胞也在長到一定的大小時停止長大了。

不能理解的診察及治療只會讓人越來越生氣，這對精神上會產生不良影響，因此能夠轉院遇到可以信賴的醫師真的很幸運。另外，乳癌的患者中有很多的年輕患者，他們還帶著小孩，在旁邊看都覺得實在很捨不得。我現在已經年過50歲，女兒也結了婚，同住的家族只剩我與丈夫，這點也讓我覺得很幸運。丈夫是個很冷靜的人，家事也都率先做起，精神上也給我許多支持，這讓我感到非常幸福。

當事人這個那個唉唉叫的就沒事了，但聽到的家族一定很難過。我感謝我的家人，接下來我還會繼續努力，首先讓自己活到花甲做為目標。

建議

不得已出現復發時，以可以維持現在的QOL下持續接受治療。這個時候最重要的就是與主治醫師為主的醫療人員之間的信賴關係。出現問題時接受第二意見諮詢，如果仍然無法建立信賴關係時，那麼轉院也是一個解決方案。

談驗經

犒賞自己克服乳癌，實現心願留學英國中！

妙齡27歲時罹患0期非侵犯性癌

EK女士（30歲）

最初發現硬塊是在4年前。不知不覺觸摸左邊乳房時發現2cm左右的硬塊。心想應該沒事，然後到附近的醫院求診時，接受的細胞診的注射針實在太痛了。從那時開始感到不安，於是查了書籍找到了聖路加醫院的中村醫師。中村醫師做的細胞診一點也不痛，而且一下子就完成了。

萬萬也沒想到自己會罹患乳癌，所以一個禮拜後的結果出來時，真的很不能相信這個事實。家族裡從來就沒有人罹患過癌症，而且當時的我才27歲！還要去公司上班，但我卻難過到淚水不止。

很慶幸的，我罹患的是0期非侵犯性癌，乳癌切除的部分也只有2.5~3cm左右的大小，所以胸部形狀和原來一樣不變。聽說轉移可能性很小，這點是我覺得最安心的地方。4天的住院期間一直是由身為護士的姊姊陪伴，成為我很大的支柱。

出院後，開始每天接受放射線治療及Tamoxifen的投藥。公司就在聖路加醫院的附近，所以通院治療一點都不覺得是個負擔。但漸漸地感到非常疲憊，而且也出現下水腫現象，又出很多汗，憂鬱的日子持續了一段時間。因為實在是太痛苦了，於是和中村醫師商量後，決定將通常需要花費5年服用的Tamoxifen縮短成只服用3年。

因為是0期癌，所以才能將Tamoxifen的服用期間縮短，但如果當初沒有發現硬塊，或就算發現也認為自己年輕所以不當一回事的話，可能就不能保留住乳房了。

現在年輕人罹患乳癌的機率正在增加中。我的朋友也是在25歲時罹患乳癌，所以就算年輕也絕非不可能。我想大聲地告訴大家，如果在乳房自我檢查時發現異狀，一定要馬上到醫院求診。

現在，我正在心所嚮往的英國留學中。工作也告了一段落，正準備結婚，這算是給自己努力克服乳癌的一個犒賞。當然這都是中村醫師的功勞，還有能夠在0期發現的幸運，為此我很感謝。

建議

像EK女士一樣，讓人覺得不可能的20幾歲的女性當中也有人罹患乳癌。發覺有任何症狀時，不論幾歲，請千萬不要猶豫馬上接受診察。能在乳癌還小的時候發現並馬上接受治療的話，之後無論懷孕或是生產都是沒問題的。

談驗經

81歲時偶然發現Ｉ期乳癌

幸運偶然中早期發現，每天都在感謝醫學的進步

ＹＨ女士（85歲）

我的乳癌能夠在Ｉ期發現真的是個偶然。這要從我35歲時罹患的腸閉鎖說起。因為是很久以前的技術，所以當時留下了手術疤痕。

29歲時丈夫死於肺癌，女兒就靠我一個人親手撫養長大，可能就是因為我太過勉強自己才造成的。

就在與我同住了15年多的家母94歲高齡去世後，我向在職於聖路加醫院擔任護理師的姪女商量手術疤痕之事後，姪女建議我「要不要到外科看看？」接受診察後才知道原來是腹部疝氣。

一九九六年我接受了手術治療，很高興的是手術完全成功。就在接受手術前後的檢查時，發現了一個膽結石，因為擔心往後會癌化，於是隔年又再度接受了手術。

從那次之後隔了幾年，在一次的回診檢查中，醫師提議做乳癌的檢查。

因為沒有任何症狀，所以真的沒想到年過80的我竟然會罹患乳癌，但事實上在檢查中發現了左胸的乳癌。

很率直地拜託醫師動手術，住院後包括手術花了3天就出院了。檢查了腋下淋巴結與前哨淋巴結切片後都沒有發現轉移，胸口的傷痕僅有1cm大小。

術後1個月左右，接受的放射線治療也沒有感到任何痛苦。偶然及早發現的關係吧，我甚至覺得「乳癌就這麼簡單嗎？」。

但是，周遭有許多年輕患者，大家看起來好像很艱辛。

醫學的進步真的是令人感激！長年以來，左腳膝蓋一直不好，現在正在為下個月的手術做準備訓練肌力。醫師說「這樣下去恐怕明年就必須坐輪椅」。之前在想也都一把年紀了，因此煩惱許久，但聽說現在的人工關節不論是品質上以及手術法都進步許多，因此才下定決心接受手術。

今後我還是會小心照顧這被幸運之神守護的身體，健康度日。

建議

最近，也碰到幾個年過80的乳癌病例。並非因為高齡而無法進行手術，前哨淋巴結切片等對身體比較沒有負擔的手術仍然可以進行。有許多高齡者也像ＹＨ女士一樣，克服手術抱持新的目標生存下去。

COLUMN

專門照護乳癌患者的乳癌照護認證護士誕生

「認證護士」是為配合高度化・複雜化的醫療及護理，回答患者及家屬的要求，日本護理協會在一九九五年決定為認證制度的資格。累積一定期間的實務經驗的護士在6個月的期間到規定的教育機關修完課程，經過審查後即可獲得認證。

現在，急救護理，安寧照護、癌性疼痛照護、癌症化學療法照護、糖尿病照護等十七個領域的護士認證正在推展當中，二〇〇六年首次誕生了乳癌照護認證照護護士。

乳癌治療過程中首先會先告訴患者，乳癌的疾病特徵是幾乎能夠痊癒。之後，是否接受手術前的化學療法，要接受保留手術還是乳房切除術，要不要接受乳房重建等有許多需要做選擇的地方，而且，只要查一下就可以獲得各式各樣的資訊，因此有不少的患者會因為必須自己決定而感到煩惱。

然而，乳癌有很多都要在手術後進行5年以上的荷爾蒙療法，有時候也會出現治癒後經過10年以上卻出現復發等，治療期間長也是乳癌的特徵。這段期間，主治醫師也有可能會變更，發病時也會從門診轉到住院病房，然後又回到門診。再加上放射線科的診療，對必須與這麼多醫療人員接觸的患者而言，這在精神上的確會造成很大的負擔。

此外，對於抗癌劑副作用的掉髮、淋巴浮腫及乳房手術後精神上的痛楚等，提供相對的資訊傳達及實際的照護，心理的支持以及給予意見都是必要的。

在這些情況中，對每個患者而言什麼是最好的，將有幫助的資料用簡明的方式提供給患者正是乳癌照護認證護士的第一個目的。

經過長期間的治療，一貫性的有護士在旁支持的話，對患者而言可以說再也沒有比這更能安心的。

雖然這樣的乳癌照護認定護士的醫療行為目前還不能得到健康保險的承認等，所以並非完全沒有問題存在，但又多了一個可以支持患者的系統是確實的。

COLUMN

對於腦部轉移也有效的分子標靶治療藥

二〇〇六年6月所舉辦的ASCO（美國腫瘤學會）中提出了幾個備受矚目的乳癌治療相關研究報告。其中最受關心的是新藥的標靶治療藥（口服藥）Lapatinib 的發表。

對於復發・轉移相當有力的治療藥Trastuzumab已被做為標靶治療藥使用，而對於使用Trastuzumab時看不出效果的復發・轉移的乳癌患者，使用抗癌劑的 Capecitabine 再加上 Lapatinib 會比 Capecitabine 單獨投藥更具效果的報告已被提出。此外，Trastuzumab 對於腦部轉移的效果並不能期待，但 Lapatinib 則對於腦部轉移出現效果。

因為這樣的研究報告結果的出現，預測美國近期將會承認Lapatinib為乳癌治療藥，而日本現在仍然還在治療試驗中。今後，做為乳癌內科治療的荷爾蒙療法劑及標靶治療藥將成為乳癌治療的中心，而副作用較強的化學療法則可能僅使用於輔助治療。

期待 Raloxifene 的預防投藥所帶來的QOL維持

歐美對於乳癌危險群的健康女性使用Tamoxifen做為預防乳癌藥物投藥，然而也有專家將Tamoxifen與在日本被使用於骨質疏鬆治療藥的Raloxifene 做出了比較的研究報告。

報告結果指出，兩者具有同等的預防效果，對於預防非侵犯性乳管癌上以Tamoxifen較為優勢。然而，在血栓症、子宮體癌及白內障方面，Raloxifene 的發生率較低。

此外，也有將Aromatase抑制劑的有效性再行確認的研究報告，做為停經後的乳癌荷爾蒙治療藥有了更明確的地位。

在「日本乳癌資訊聯盟」的網頁中刊載有ASCO相關的詳細資訊。在這個網頁中也刊載有NCCA（美國癌症綜合治療中心聯盟）日語版的指引，值得一讀以做參考。

台灣乳癌相關數據與資料補充

（註1）台灣婦女乳癌罹患率：根據衛生署的資料顯示，乳癌是台灣婦女癌症罹患率中的第一位，而且有年輕化的趨勢，比歐美提早10歲，平均年齡在40~50歲之間。衛生署癌症流行病學資料分析，國民健康局「93年及94癌症登記報告」中，女性癌症增加幅度最高的是乳癌（22%）。（資料來源：衛生署）

（註2）每年乳癌的死亡人數：衛生署國健局公佈最新的95年度癌症登記報告，國人十大癌症發生率，女性癌症第一位是乳癌，其次是結腸直腸癌、肝癌。根據衛生署國民健康局統計，台灣96年新增6895名乳癌病患，96年有1552名婦女因為乳癌死亡，乳癌位居女性癌症發生率第一位、死亡率第四位。（資料來源：衛生署）

（註3）診療指引：民眾可以從診療指引中找到更適合自己的治療方式，不再只是聽從醫師的片面決定，並且可以從指引中了解到各種治療藥物的優缺點及疾病的進程。台灣也有相關醫療機構出版各種疾病的診療指引，提供民眾索取。想要了解癌症或慢性疾病的臨床診療指引，也可到國家衛生研究院或衛生署國民健康局網站查詢資料。中央健保局網站也有提供「乳癌臨床診療指引」電子檔（PDF），可以上網參考。（資料來源：中央健保局 http://www.nhi.gov.tw/webdata）

（註4）台灣的醫療院所許多都有設立乳癌病友會提供諮商。

（註5）預後：一項疾病可能的各種結果，和這些結果可能發生的機會，在醫療上就稱之為「預後」。

（註6）乳癌的遺傳基因檢查：遺傳基因檢查台灣的健保沒有給付，但有一些醫療院所設有「家族性乳癌諮詢門診」，可以提供專業諮詢。

（註7）婦女乳房檢查服務：1.45歲以上未滿70歲婦女，每二年給付乙次。2.檢查項目：a乳房攝影檢查b陽性個案追蹤檢查。目前行政院衛生署國民健康局所定的免費乳癌篩檢年齡是45~69歲，每2年1次；因患者年齡有年輕化趨勢，國健局目前欲推動40~49歲的乳癌篩檢，已在部分醫院試辦中。

（資料來源：中央健保局、國健局）

（註8）乳癌攝影判讀認證：台灣目前沒有乳癌攝影判讀醫師的認證制度，但有實施乳房X光攝影醫療機構的認證。

（註9）第二意見：將第一家醫院所做過的檢查報告，例如X光片、病理報告，申請所謂的副本帶去找第二位醫生，進行諮詢。

（註10）健保給付標靶性治療：乳癌標靶性治療是少數健保給付的癌症之一，這種維持性的治療，無法讓腫瘤真正消失，但可讓患者病情不惡化。

（註11）療法指引：台灣方面也有相關的療法指引的發行，可供民眾索取。

（註12）內視鏡微創手術：台灣的乳房內視鏡微創手術，除了其中一支內視鏡套管需自費之外，適用於健保給付。

（註13）臨床路徑：台灣為因應健保支付制度的改變，多家醫療院所也有實施臨床途徑，將程序標準化的治療及護理計劃表，也就是臨床路徑（關鍵路徑）交給患者。患者可以藉此得知醫院在何時該進行哪些治療及護理，安心接受治療。

（註14）乳房重建：目前台灣的乳房重建手術因被視為是整型手術，所以尚未納入健保給付項目。

（註15）勞工心理諮詢專線：台灣的勞委會設有「勞工心理諮詢專線」，提供勞工朋友做相關的心理諮詢，乳癌手術後的復職中，若在工作上或職場人際關係方面有煩惱時，一樣可以接受電話諮詢。（資料來源：勞委會）

（註16）食品成分表：近些年來，由於社會型態的大幅轉變，國人的十大死亡原因，已從急性傳染病轉變為慢性疾病，除了意外傷害外，其餘的死亡原因，如癌症、腦血管疾病、心臟病、糖尿病等，無一不與營養狀況有密切的關係。為有效改善國人飲食習慣，促進健康，行政院衛生署乃自81年度起，委託財團法人食品工業發展研究所進行「食品成分分析之發展與資料庫之建立」的6年計畫，以期建立完整的各類食品成分基礎資料，俾能針對國人飲食習慣及膳食特性與健康關連性進行研究，並做為未來建立食品營養標示制度之參考，提供消費者適切的食品營養訊息。（資料來源：行政院衛生署 http://www.doh.gov.tw/FoodAnalysis/）

（註17）育兒及看護的支持：台灣可透過縣市政府查詢各地區「社區保母支持系統」與看護照顧相關資訊。

（註18）假髮：癌症希望協會提供假髮租借服務，及義乳胸衣量身訂做相關資訊。台灣癌症基金會舉辦

「愛心關懷送溫暖~帽子贈送、假髮借用」活動。台灣癌症基金會另備有各式全新假髮免費借用予需要的癌友，每人可借一頂，借用時需繳保證金500元，於清潔整理歸還本會後，退還保證金。（資料來源：癌症希望協會、台灣癌症基金會）

（註19）乳癌新藥：中央健保局決定，乳癌新藥納入給付，二○○九年11月1日起給付芳香環酶抑制劑藥物。國內每年約新增8千名乳癌患者，有四分之一患者會復發，為降低復發率，決定將新藥納入給付。估計每年有1千名乳癌病友受惠。（資料來源：中央健保局）

台灣乳癌相關支持網站・協會資訊

財團法人乳癌防治基金會

URL http://www.breastcf.org.tw/

如何有效倡導臺灣婦女具體認知乳癌醫學常識並能早期自覺，已是相對重要的生活課題。落實教導婦女對乳癌的正 確認知、具體瞭解乳癌的正確防治方法等，應是當務之急，「財團法人乳癌防治基金會」應運而生。

基金會的三大目標：

①宣導乳癌防治及推廣篩檢

②加強乳癌相關研究

③幫助乳癌病友身心調適

地址：台北市中正區杭州南路一段六巷 7 號一樓

電話：(02) 2392-4115 傳真：(02) 2341-2506

電子信箱：breastcf@ms18.hinet.net

（資料來源：財團法人乳癌防治基金會）

財團法人台灣癌症基金會

URL http://www.canceraway.org.tw/

由於體認到社會大眾在渴求健康及恐懼癌症之際，卻不知如何有效地維護健康來預防癌症，於是除了結合民間及醫界的力量外，台灣癌症基金會更獲得醫學專業組織，如「中華民國癌症醫學會」及「國家衛生研究院」充沛醫師群的協助及支持，為推廣國人防癌觀念、提昇防癌醫學研究及促進全民健康而努力。

電話：02-8787-9907　傳真：02-8787-9222

地址：105 台北市南京東路 5 段 16 號 5 樓之 2

（資料來源：財團法人台灣癌症基金會）

中華民國癌症希望協會

URL http://www.ecancer.org.tw/

「中華民國癌症希望協會」以專業資深的醫護團隊，以及由癌症病友與家屬組成之志工群，協助所有面對癌症侵襲的朋友得到心理諮商、相關專業資訊、醫療諮詢、生活協助與資源提供之服務，讓癌症病友及家屬盡快走出罹癌的陰霾，並樂觀積極地面對下一個人生階段。

總會地址：10058 台北市中正區臨沂街 3 巷 5 號 1 樓

洽詢電話：02-33226286

傳真：02-33221719

E-mail：hope@ecancer.org.tw

（資料來源：中華民國癌症希望協會）

中華民國乳癌病友協會

URL http://www.tbca-npo.org.tw/

現有 33 個病友支持團體、約 15,000 位會員、20 位理監事。理監事們來自各團體的代表，採合議制共同決定組織的宗旨與任務，規劃每年的工作方向和目標，並共同執行。中華民國乳癌病友協會是一個由乳癌病友姊妹用生命力點燃的團體，一群認真的女人，用顆真誠的心，關懷、奉獻，一起築夢踏實、舞動生命的火苗，永不止息。

愛波諮詢專線：02-2552-0505

（資料來源：中華民國乳癌病友協會）

勞委部勞工紓壓健康網

URL http://wecare.cla.gov.tw/

結合專家學者及專業心理師共 70 餘位提供心理諮詢服務，民眾可撥打心靈加油專線 02-2557-6841 預約心理諮詢，或至就業服務站求職登記時，由個案管理員員轉介心理師提供服務。

（資料來源：勞委會）

乳癌互助團體

（資料來源：長庚紀念醫院 http://www.cgmh.org.tw）

向日葵關懷聯誼會
林口長庚醫院

桃園縣龜山鄉復興街社服課（向日葵）
(03)3281200#2919

丹楓聯誼會
台北市立和平醫院

台北市中華路二段 33 號 7 樓
(02)23889595~2701,2704

台北市溫馨協會
台安醫院

台北市大同區哈密街 68 巷 1 號 1 樓
(02)2771-8151#2785

同心小組
和信治癌中心醫院

台北市北投區立德路 125 號社會服務室
(02)28970011#3961

同心圓聯誼會
台北榮民總醫院

北市北投區石牌路二段 201 號
(02)28757535#147

乳癌有愛關懷聯誼會
馬偕紀念醫院

台北市中山北路二段 92 號 9 樓
(02)25433535#2489，2695

百合溫馨關懷聯誼會
台北醫學院附設醫院

台北市吳興街 252 號 B1
(02)27372181#3306

乳癌關懷聯誼會
天主教耕莘醫院

新北市新店區中正路 362 號
(02)22193391#5132

真善美俱樂部
台灣大學附設醫院

台北市中正區常德街 1 號癌症資源中心
(02)23123456#7454

常喜樂俱樂部
振興復健醫學中心

台北市北投區振興街 45 號
(02)28264400#2427

康乃馨團體
三軍總醫院

台北市內湖區成功路二段 325 號社服科
(02)87923311#88024

登峰聯誼會
國泰綜合醫院

台北市大安區仁愛路四段 280 號護理部
(02)27082121#3961

新月聯誼會
省立新竹醫院

新竹市經國路一段 442 巷 25 號
(03)5326151#5010，5020

台中市開懷協會
台中榮民總醫院

台中市西屯區工業一路二巷 3 號 9 樓之 6
(04)23506112，(04)23509978

蘭心聯誼會
彰化秀傳紀念醫院

彰化市中山路一段 542 號
(04)7116666#6355

美祺俱樂部
台南奇美醫院

台南縣永康市中華路 901 號社服部社工組
(06)2812811#2127

蓮馨俱樂部
高雄榮民總醫院

高雄市左營區大中一路 386 號社會工作室
(07)3468028

維納斯俱樂部
佛教慈濟綜合醫院

花蓮市中央路三段 707 號社會服務室
(038)561825~3251

十六劃

十七劃

十八劃

十九劃

二十一劃

二十三劃

十二劃

十三劃

十四劃

十五劃

九劃

十劃

十一劃

索　引

粗體字是有詳加說明的頁數。

英文

國家圖書館出版品預行編目資料

圖解乳癌：女生最想知道的乳癌發現、診療流程與預後生活／中村清吾作；孫玉芳譯.-- 初版.-- 新北市 ： 世茂, 2014. 12
面； 公分.（生活保健室；C74）

ISBN 978-986-5779-52-8（平裝）

1. 乳癌

416.2352 103017484

生活保健室 C74

圖解乳癌：女生最想知道的乳癌發現、診療流程與預後生活

作　　者／中村清吾
譯　　者／孫玉芳
主　　編／陳文君
責任編輯／張瑋之
封面設計／鄧宜琨
出 版 者／世茂出版有限公司
負 責 人／簡泰雄
地　　址／（231）新北市新店區民生路 19 號 5 樓
電　　話／（02）2218-3277
傳　　真／（02）2218-3239（訂書專線）、（02）2218-7539
劃撥帳號／ 19911841
戶　　名／世茂出版有限公司
單次郵購總金額未滿 500 元（含），請加 50 元掛號費
世茂官網／ www.coolbooks.com.tw
排版製版／辰皓國際出版製作有限公司
印　　刷／祥新印刷股份有限公司
初版一刷／ 2014 年 12 月

I S B N ／ 978-986-5779-52-8
定　　價／ 280 元

SENMON-I GA KOTAERU Q & A NYU GAN